HRIDAYA Flower Essences

全頻能量花精_{全書}

唐 菁 *Doma* 著

〔推薦序〕探索生命全新的可能性

　　花精，是來自上天的禮物！最開始是透過英國醫師 Edward Bach（譯作巴哈或巴赫）以特定程序，把來自上蒼（大自然）的愛的能量轉化成自然醫學的製劑，用來幫助人們一方面認識自己的潛意識世界，也同時獲得身心的平衡與健康！

　　筆者曾參與創立亞洲第一家醫學中心「壓力免疫病房」，運用非藥物的禪修、身心療法、放鬆訓練，治療「吃藥無效」的失眠、焦慮、恐慌、憂鬱等疾病；同時也參與多年「內外科綜合病房照會醫學」的工作，幫助許多「藥物難治」的高血壓、糖尿病、疼痛症患者病情的穩定，見證人體自癒力的存在。因此十年前決定成立亞洲第一家「全人整合醫學」診所，運用能量醫學的「生物電子檢測儀器」協助蒐集來訪者的「健康干擾因子」，並運用自然醫學、情緒療法、營養醫學、能量醫學與心靈療法幫助許多人健康升級。在行醫廿多年後，筆者終於深深體會，疾病是上天派來教導我們學習認識自己的「老師」的意涵！

　　疾病的出現，在國際整合醫學的理論中，是因為我們的身體─情緒─心智─靈魂─精神五大層次失衡。對抗療法是在第二次世界大戰時，要在短時間「控制」致命的外傷與感染病而出現，但是並不能讓人恢復健康。而在維持完整傳承的自然醫學體系中，「傾聽」症狀要訴說的訊息，也是非常重要的觀念。

　　例如，半年前一個罹患子宮頸癌的老師，透過深層療癒，才了解疾病的源頭，是來自原生家庭「長女」就必須承擔起所有的家族責任，「好人」就是什麼事情都得承擔起來。非常對應於「秋神 Mowakura」所要帶來的訊息：一種承襲自舊有的信念，影響我們經歷面臨許多重複的錯誤，而無法跳脫此框架；也又太多自己看不見的枷鎖，讓自我停滯不能前進。

　　一個被診斷重度自閉症的小女孩，表面上眼神無法跟他人接觸，事實上她是一個高能量的老靈魂，是來帶動整個家族的蛻變。而她的固執與堅持，反而是要陪伴父母能夠開始省思自己的生活模式與情境的愛力，符合「冬神

Sophitara」帶來的訊息：帶來宇宙中內聚沉穩的力量，象徵著生命的堅毅特質，帶領我們走向正確的道路。

　　而筆者在書寫推薦序時，所得到的花訊是「雪松 Cedar Tree」：以純淨無私的開創力，滋養枯竭的人生，為我們帶來平順的生活，協助回歸寧靜。而銜接花訊之後，不只是書上寫的六、七脈輪的通暢，連對應的一、二脈輪的能量，也開始鬆開並滋養自己的每一層體。同時內在也浮現對「浩瀚無私的愛」的感觸與體驗。

　　在光流診所十年的工作中，我漸漸體會，不管是出自於自己或是上一代的疏忽或不理解，症狀的出現，在於提醒我們注意自身對各層能量意識忽略的訊息。不管我們是使用花精或任何其他工具，並不是盲目地用這些來自宇宙的愛使症狀消失，而是要透過這些訊息，釐清潛藏深處的意識瓶頸。而透過花精帶來的新體驗，我們願意探索生命全新的可能性，此時潛藏於人體深處的自癒能力就能自然恢復，讓我們可以帶著新的自己，繼續人生的旅程。

　　全頻率能量花精的 61 種花訊，乘載著比原始的巴赫花精更多元的訊息，也為大眾提供一個更多源自自我探索、療癒的管道。但是愛的存在是沒有分別的，當我們的內在存在著分別，就沒辦法完整接收到大宇宙呈現多元人生的美意。祈願所有的朋友們，都可以透過各種美好的路徑，體驗到自己生命的完整與圓滿，也同時得到健康、幸福，與喜悅的人生！

楊紹民醫師

光流聯合診所院長
前中華民國能量醫學會副理事長
聖達瑪學院全人整合醫學志工講師

〔推薦序〕來自花神的祝福

Kindness……

It is the most beautiful trait in a person.

善良是人美麗的特質
存在哪裡呢？
存在人的眉宇之間
座落在哪裡呢？
座落在人的心海之間
中國古書《三字經》
首句便說：人之初，性本善。

不要讓善良離開自己的本性
忠誠於心
忠誠於善
更要忠誠於你自己

　　與唐菁相識將近一年了，看著她漸漸成長，我滿是驕傲於她的努力與爭氣，從來沒有讓我失望過。我珍惜人才，更珍惜上天賦予使命給這些所謂的「特殊份子」。在靈體工作者的眼中，她是具有特殊的天命本質，背負著花神託以之重任，必須以其本能之體，召喚四季花神。為何要召喚四季花神？為何有花神能量體呢？又以何其法行使於世間呢？

　　唐菁不下數次問訊於筆者，解開諸如此類的疑問與靈體定位，這便是我的工作職責。第一位花神的到來便是「鳶尾花神」，就在我們要前往雪山天池的路上，祂便示現祂的尊容給我看。唐菁立刻說出花神的名字，這是靈修者最基本之相應心，相應於心，相連於身，靈與體便相融，便共振出虛空之界。

經過這些月與花神的相應心，花神日以繼夜授課於唐菁。此本花精之書負以重望，終於重現世間。

何謂花精？何其功能呢？取之於虛空，療之於世間靈，花精之功能便展示於此世間；隨之因緣，廣開方便，花精之功能便釋放其能量光；凝之於花，結承於露，花精之功能便植入靈之心。

張哆吽

HRIDAYA 赫利達亞能量療癒學院院長

目錄 Contents

〔作者序〕一花一葉一世界，寸草寸心全宇宙

「沒有內、沒有外，方圓一如的能量場域謂之全頻。」要怎麼詮釋無二無別的生命狀態，以及洞察自我內在？不經意升起的內心漣漪，能夠即早覺知，而了悟一切是全頻的概念。

花精治療早在全世界被運用來處理情緒，已行之久矣。究竟要如何了解箇中的道理，必須要從臨床科學的驗證開始。

目前，全球已經面臨了整體宇宙意識覺醒及被迫改變調整的階段。要如何了解全頻能量花精學說所帶來的影響以及迫切性，我們可以從宇宙量子能量纏結現象及其物理特性，去了解彼此及整體的合一性。

綜觀過往人類歷史，不乏窺見許多如宇宙「大爆炸」的演化論，在在都證明了全頻共振的重要性。此 HRIDAYA 赫利達亞全頻能量花精，正是因應此共振頻率所存在的。這本共振全宇宙的花精能量全書，是宇宙回應整體人類的一本著作，謹代表整體療癒能量的至高無上之源頭，為貢獻此全頻能量花精所帶來的努力，及所有植物能量帶來的完整植物療癒訊息，致上最高的誠意。

「一花一葉一世界，寸草寸心全宇宙」，那會是什麼樣的境界？就如同所有人的內心世界，我們絕對無法完全了解每個人的內心世界。如何從情緒看見一個人的身、心、靈，是需要方法的，也是有階段性的。

從意識到潛意識再回到意識的過程，被稱之為「完形療法」，早就為心理治療領域所倡導。然而這些過程，我們如何協助個案認知情緒，並使個案從中得到幫助，是心理治療長期的挑戰。因此在臨床上，東西方運用花精協助治療，已經有很好的成效，也有越來越多的花精學說。

花精，是因為需要而存在。究竟要如何找到適合個人的花精以進行治療，讓自我回到真如的狀態，是值得你我共同去探究的。而 HRIDAYA 全頻能量花精提供所有的人另一種選擇，讓我們得以藉此一窺全宇宙啟動植物療癒能量的機會，就是現在，是你我呼應全宇宙改變的開始。謹帶著虔誠感恩的心念，祝福全宇宙以及彼此。

在此要感謝協助完成本著作、提供臨床個案的 Daniel 老師，他以個人運用全頻能量花精的經驗，為許多人帶來了整體治療上最好的見證，也為很多人生命靈性點燃希望。協助此次文字整理的 Lulu 是一位上天派來的天使，讓植物整體療癒得以透過文字完整呈現，並以其靜定的特質給予最大的幫助。

另外給擁有九重葛、蘭花、金銀花特質的 L、A、B，謝謝你們讓我感受到全然愛的滋養，在經歷生活中諸多壓力的情況下，還能夠繼續往前走。以及我僅存的道友 Eva，因為你的無私奉獻，讓我能夠在過去彼此共同發願的菩提之道上繼續往前進，辛苦你了！畢竟這條路真的不容易，希望我們能夠因此互相砥礪，愛自己、愛所有的一切。

也感謝能量學院的院長，一路的鼓勵及教導，總是不放棄我，讓我再次肯定自己。其有智慧的生活教導方式及指引，讓我重新燃起鬥志，而能再次與上天連結，透過信任，有信心地完成本著作。相信因為您的悲心及願力，會讓更多廣大的眾人得到最大的利益。

最後感謝商周出版以及藍萍，因為妳慧眼獨具，願意排除萬難，在預定的時間內協助出版本書，真的是本書的最大推手，也是全宇宙的一大盛事，對於妳的用心給予最大的肯定，此份善的能量，將為妳帶來最好的回饋。

再次謝謝參與此次出書所有一切最高的能量源頭，以及所有的人。帶著此份祝福與感恩，讓我們回到光與愛。

唐菁 Doma

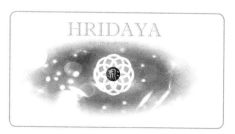

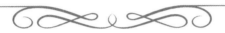

Part 1 全頻能量花精 認識篇

一　什麼是全頻能量花精？

純然的宇宙高頻能量

「全頻能量花精」是宇宙中一種清淨無染的高頻能量，擁有全然通透的共振能量頻，是浩瀚宇宙中無遠弗屆、至高無上的存有，是世上難能可貴的一份純然的能量。其共振的頻率，可以帶來巨大的感染力，同時也影響著世間以及所有的生命體。

當我們受到大環境的汙染和全球瀰漫的負面破壞能量時，所有的低頻能量就會干擾著所有的生命體，包括一切的動、植物。其低頻破壞的能量，是使地球走向毀滅的來源。因此，如何提升整體地球的能量場，是目前全人類亟需努力的方向。

「朝向提升自我的共振頻，而擴展此大宇宙的能量。」是全頻能量花精所承載的訊息。此超脫宇宙純陰、純陽的能量，會影響身、心、靈，是協助整體提升的重要靈性療癒力；透過此全頻能量，讓我們即使身處在動盪的現在，也可以穩定而有節奏的去面對所處的困境。

以植物能量呈現大愛之光

宇宙的植物能量界，是我們所無法窺視的一環。在一般肉眼所無法看見的光中，此份能量其實像漣漪一樣相互作用，並共振提升著全體。

全頻能量花精所呈現、給予我們的大化頻率，是一種極為高頻細微的光，此種光是大愛的光，更是如同東、西方的觀音大士與聖母的慈愛光。希望藉此次帶來的全頻能量，帶領迷失的世人走向光明，邁向歸途，了悟自性其不生不滅的道理；也藉此內觀反求自心，只有在契悟的當下，去看待世間的無常以及

宇宙的恆常定律，才能走在自我的修行道路上，依循著正道，去了解所有的一切。

　　全頻能量花精所處的全頻能量場，完全不受物質界的干擾，是相對於一個人連結大我與大靈的至誠頻率。每個人都具有連結高頻能量的能力，往往因為物質界的干擾以及自身的身心過於失衡，導致靈性無法和身心做連結，而衍生出許多重大的疾病和事故。

靈性科學的指標，靈性治療的依歸

　　全頻能量花精是靈性治療上最好的檢視方法，可藉由全頻能量花精所帶來的指引，讓我們走向靈性的聖殿，這種整體的能量頻，將是引領物質界另一股重要的力量。此股驅動力，是一種全然屬於新世紀所帶領的新風潮，正是靈性科學的指標，也將正式走入學術的殿堂，是一股銳不可擋的新潮流。

　　此靈性覺醒的世代，正是全頻能量花精所帶來的轉變。全頻能量花精不僅影響著大宇宙以及彼此，更是靈性治療上重要的依歸。

二 花精治療 VS 量子力學能量場

　　花精治療在臨床的運用已行之多年，主要是透過花精植物精微能量的共振頻率，來影響身、心、靈，對情緒、心靈產生作用，進而去解決許多生理問題，在臨床的實驗上有很好的成效。

1 宇宙訊息能量場的科學觀

　　在大宇宙的光頻中，「頻率的共振」解釋了所有的現象。站在人類所知有限的理解概念下，往往許多人終其一生不知道所謂的「人外有人，天外有天」的真正意涵。也就是：許多人不知道，在「一個地球」的有限知識概念以外，有著無限的大宇宙能量場。

　　大宇宙中，其實有著各種生命體的存有。在一般科學的概念中，舉凡玄學的靈異角度，都被冠上「非科學的迷信思惟」，因這種認知，而無法窺見大宇宙的全觀，常在有限的科學觀念中，去評論著大宇宙場的自然現象。

　　過去有許多具有靈力的特殊人士，在和大宇宙能量場相互共振下，擁有一種直觀的靈性能量頻，卻常被無知的眾人所懼怕，而導致宇宙能量場域上的斷層。在此世代，形而上學的學術領域已意識到了，應該從正式的學術角度加以探究。例如：

- 透過宇宙大爆炸的理論，讓越來越多人可以了解，物理概論中所謂的「能量共振」以及「頻率能量場域」，其實是很科學的。
- 在光頻的理論上，針對直觀共振大宇宙高頻能量，也有了讓世人更進一步了解的角度，讓長久以來神祕力量充斥的古世紀，其謎樣的色彩，有了不同的全新社會觀。
- 全宇宙概念的學說，證實了全頻訊息能量場域的共振現象，是新世代最

重要的論述依據。

　　目前科學家在研究的量子力學，很重要的就是探討頻率與能量場。其中就發現，許多身心失衡的疾病，其生物能量場上有著特殊的頻率，這頻率正是身心失衡的最大元兇。可見許多疾病在生成前，其生物能量場上，有著許多目前儀器無法檢測得知的頻率。

　　據說中國古代相傳的「上醫」，正是能感知此能量頻率的先知，而能先告知人們，在生活上必須的預防養生。這些所謂的上醫，正是目前全宇宙能量場域中，可以共振大宇宙的特殊人士。

　　當然，這種純然的能力，許多剛出生的嬰兒就可以感受到，但因為無法將此頻率能量以地球上的能量去完全地表現出來，剛出生的嬰兒會有嚴重能量失衡的情況，所以會哭鬧，或是有許多的疾病產生。所謂的「頻率共振」，正可以解釋這些現象，可透過頻率的調整，改善這些問題。

　　這些有靈力直觀的特殊人士，在不同的靈性過程中，所承載的共振能量頻也會有所不同，才會有現在許多所謂的通靈人，或擁有靈視力以及聽覺力的靈療師。在東、西方，這些擁有「共振宇宙高頻能量」的靈力特殊人士，也因為風俗民情的不同、社會文化的差異，透過不同的方式，傳遞此份頻率。例如天使能量頻以及各種大靈的頻率，以不同的形式，在全球各地傳遞這份能量頻率。

　　從生物能量場的宇宙觀，讓我們在新世代的此時，可以去了解與接受：這全頻能量花精所帶來的療癒力，是靈性層面上值得去共振的能量頻率。

2 花精高頻共振能量的科學依據

　　宇宙中有許多超物質的存有，其中高頻的共振能量頻率，意指宇宙中高層次、高頻率的能量體或是光體。當內在靈性靜定時，會呼應宇宙高頻的光與愛的能量，這就是宇宙源頭的「光」。光也是電磁波，宇宙萬物都源自這些單純的能量，而物、我一體。

一切的事物皆是能量，而能量的三大要素是光頻、波長、頻率，所有物質都由電磁場所構成。物理學家在二十世紀初提出了微粒子的能量學說，指出：所謂的「量子」，它們存在的方式是「波動」也是「粒子」。這奠定了量子力學的基礎。

　　而人體電能與電磁場的學說並非到二十世紀才有，早在柏拉圖、亞里斯多德時代，古希臘的哲學家早就提出來了；現今的科學家則證實，所有物質皆由質子、中子、電子所構成。人類也早就將量子物理運用在先進的科技上，如斷層掃描、雷射等。

　　就像腦部會接收並傳送能量頻率，所有物質之間，也都會無意識地相互傳遞訊息；而在腦部神經形成的腦波，會和宇宙生物能量場產生共振，能量會以波動的方式擴散出去，相互交錯貫穿，相互共振及轉換訊息。因此，所有物質都和宇宙生物能量場有關。

　　越來越多人利用量子力學的原理，藉由潛意識資訊傳送方式，去啟動量子療癒場。在這生物能量場中，每個人都能接通此量子療癒場，它影響人體的細胞，也同時溝通記憶、思想、健康、情緒等。

　　直覺或能量很強大的人，就能夠很輕易地在這能量場上接收任何訊息，因為每個物體都會發出自己的量子影象，也包含了所有的訊息；而態度也決定了每個人的量子能量場，這也就是一種生物能量場的共振概念。因為能量也是一種訊息，而宇宙充滿了人的能量。

　　能量界的波動漣漪會影響每個人，所謂的共振就是一種調頻。腦部可以協調身體所有細胞，使細胞有共同頻率，當細胞共振時，就成為整體了。腦部接收的訊息頻率，也會和我們身體共振，潛意識的想法透過腦部神經，神經元會自動接收訊息，意識的覺察再連結宇宙生物能量場。所以訊息就是能量的流動，我們越讓能量流動，接收訊息的能力也會提升。

　　總之，在此生物能量療癒場中，共振高頻能量就能啟動治療，相當具有科學的根據。透過全頻能量花精其高頻能量的共振，將能開啟生命的能量流，平衡我們的身、心、靈，讓人生臻至圓滿。

3 全頻能量花精的宇宙頻率共振概論

　　來自宇宙的全頻能量花精，是宇宙間植物界的高頻能量；也就是藉由不同的植物能量頻率，帶來宇宙全頻的植物能量訊息，透過不同的頻率共振與心念，讓不同植物特有的花精頻率，帶來植物療癒的力量。

　　全頻能量花精接收來自宇宙植物能量頻率，在和音頻、光頻、水晶能量頻的對頻後，其能量頻率就更穩定，這種全頻能量頻率的共振，可在身心能量場產生強大的作用。

　　全頻能量花精透過植物能量訊息去影響身心靈的共振頻率，有別於一般植物花精。運用在治療上，主要讓個人意念改變及心靈層面提升。透過靈性的啟發，藉由自覺，讓心意識轉變，不受負面情緒的影響。

　　從療癒的角度上，心念巨大的力量可以藉由頻率的共振，透過心意識的提升，為我們帶來身心的改變；從能量共振頻率的角度來看，可以透過高頻能量的共振，去影響心理層面，藉由提升頻率帶來正面的能量。

　　全頻能量花精可用在能量治療上。從能量醫學的角度來看，所有的事物都因為共振頻率而有所不同，能量頻率的提升可以改變身、心、靈。透過能量共振的頻率，會影響靈性的精微能量，而全頻能量花精就有高頻的能量。透過全頻能量花精的共振頻率，就能影響靈性的能量，而找到了疾病的真正問題，在治療上有很大的幫助。

　　一個人的心念和意識會決定靈性的程度，全頻能量花精透過心意識能量的傳遞方式，所帶來的正面能量，能幫助個人在身心靈上達到合一，讓個人藉由覺察的方式提升靈性，達到真正的靈性治療，使情緒不受壓抑，在轉念和自我覺察後，擁有心理的驅動力，讓自己改變。全頻能量花精所帶來的共振頻率，能帶來正面的心念，是心理治療上很好的一種選擇。

三　花精治療 VS 靈性疾病與靈性能量

1 靈性上的六大病症

(1) 盲目無知

　　較容易有靈性上的盲點，往往不了解自身的真正需求，只是一味盲從，個性較憂柔寡斷，常常不知如何抉擇，患得患失。較容易罹患情緒疾病，如現今社會的許多憂鬱、焦慮症等。

(2) 妄自任性

　　是一種靈性上較會尋求生命答案的類型，容易在自我追尋的過程中，任性妄為，而誤以為這是一種真理，會有行為上的偏差以及認知上的問題，個性較為自我，很有個人的主見想法，以及對人生的見解。在身體上，較容易出現生理疾病，以及發生重大的生命事件。

(3) 內心縮小

　　是靈性上的另一大問題，和過往的生命事件有關，而導致此生對靈性的認知較為無感，是源自於一種卑傲的心念所影響的。這種特質的人，會在人生的某個階段對靈性的修行很渴求，是非常極端的宗教知識份子，從完全不能接受到全然的奉獻，個性比較讓人捉摸不定，不知道他究竟想要什麼，常是別人眼中的爛好人，往往在生活上顯的無所適從。容易胸悶，有心輪上的問題。

(4) 迷失自己

　　此種靈性上的問題，出現在對宗教有極大的狂熱者，會不斷地尋求生活上的慰藉，但在現實層面上會極度的失衡，會有某些認知障礙，以及較無法真實表達自我。個性上看起來很有自己的想法，不過這源自於過度的自信以及自尊

心低下，有深層的自卑情節。通常容易忽略健康上的問題，往往一生病，就是比較嚴重的疾病。

(5) 偏頗造作

是一種容易自我設限的靈性特質，往往不太相信所謂的宗教，會有自我的社會價值觀，比較像是一種精神上孤立的特質，很能吃苦，認為這是激勵自我生存的一種方式。比較不容易受人影響和聽從他人的建議，其個性較為古怪，很能自得其樂、自娛娛人而不自知。較常有生理上的問題，平常不容易從外在看得出來，對自我健康認知較無感，是需要多重視自我健康的靈性疾病類型者。

(6) 智性障礙

是一種在靈性上較沒有覺性的人，不一定是所謂的無神論者，是一種心智上較為駑鈍，不能了解靈性修持真正意義的人。通常較為迷信和食古不化，也不容易改變。享受並容易滿足現實，也很認命，個性較為專注。生理上不容易罹患重大疾病，但是也容易因為個性上的堅持而小病不斷。

以上因靈性的六大病症而導致的身、心、靈失衡，透過全頻能量花精，正是可以協助我們、幫助自我的重要療癒方式，同時可以搭配多種花精一起使用，共同從靈性的源頭，讓自己真正了解自身的問題。

通常靈性上的疾病是容易被一般人所忽略的，常常只有在生理及生活上出現嚴重問題時，才開始尋求解決的方法；但往往只注重在身心的問題上，而不了解，自身靈性層面上的疾病，才是影響身心的真正根源。許多剛出生的孩童就有靈性疾病的問題，只是因為我們不了解，無法得到此相關的知識，而導致這些孩童因此受到藥物治療的傷害，因為這些傷害而影響了他們的人生。

許多人認為身體沒有疾病就是健康，卻往往不知道靈性上出現問題。此時健康也只是一時的表相，並不會長久，之後便容易出現嚴重的身心能量上的失衡，最終導致不容易治療的疾病。其真正的根源是來自於靈性上的問題，如果我們能及早對靈性疾病有所認知，就可以少走一些冤枉路，少浪費一些國家資

源，更可以減少醫療對人體的殘害，並朝向整體能量醫學的概念去發展，將可以讓更多人受益。

未來的醫療，將會走向「能量醫學」的道路，讓更多人從整體能量治療的方向，去看待生病這件事情，絕非只是病症的清除而已，更需要從身心能量整體去著手。花精可以以自然方式處理許多情緒問題，是目前西方醫療體制上公認很好的一種方式。

從最早的花精製作到現在，近百年來的傳承讓我們了解，來自植物的能量頻率，確實幫助很多人去改善了情緒以及身心失衡的狀況。現今已經有越來越多人會選擇使用花精，相信不久的以後，花精的運用會很普及，而成為一種生活方式，更進而是一種時尚指標。能量醫學的醫療概念將可以深植人心，那將會是一種地球宇宙能量趨於平和的世代。

2 靈性能量認知的意義

在靈性能量場域上，透過一些方法去了解與學習，便可以透過靈性的課題加以辨識，目前個人的真正問題所在。倘若我們不能夠清楚了解靈性對自我的整體影響，往往會流於一般世俗對人的定義以及框架，在許多問題發生時，無法適性而為之，往往就容易出現很多障礙，衍生出身心上的疾病。

許多關乎靈性上的問題，一般人會將之歸類隸屬於宗教層面，但忽略了，其實它也涵蓋醫學、物理、天文、人文……等議題，或者與這些議題有關聯性，只是渺小的人類以有限的科學去分類定義，妄自分別，而以種種不同的論述去解釋靈性的議題。所謂上知天文、下知地理的這些專家，可能也只窺見其靈性範疇的一角；而一些從量子力學上相信物質不滅、能量共振理論的前衛人士，則是就個人所知的一部分，去談未知的領域，例如：究竟有沒有外星人亦或是有沒有最高的主宰能量？都是很多人不願意或是無法碰觸的神祕檔案。

如何去窺見靈性能量場上所涵蓋的領域，是靈性認知上重要的學習課題。首先我們可以讓自己藉由花精的訊息，了解個人的問題，由此慢慢去覺察自己真正的身心問題所在，進而去連結高我，也就是連結靈性的層面，或稱屬靈的

部分。

　　也許藉由某些宗教所教導的靜心冥想以及修煉方式，確實比較容易讓我們連結靈性，但這並非唯一的途徑。有些人一出生就有直觀的能力，這是與生俱來的，是靈性能量較為敞開的一種現象；但許多人會經由某些特定的方式，如靜坐冥想、持誦經文，從事一些特殊的靈性修煉，也會讓靈性能量場較為敞開。

　　每個人在靈性能量場的開啟程度不同，此靈性能量常會受到許多生命事件、情緒、意外、藥物等影響，或是有些人因而開啟。但這在靈性能量場域上，都只是自己的一小部分，真正在合一的靈性能量場上，那是一種寧靜、祥和，絕對的平靜與無染的狀態。

　　據說許多靈性了悟的聖者，會以「光」的方式讓許多人去了解。在光能的世界中，很多人只停留在狹隘的有限科學裡，無法一探究竟，就認為這是一種如人飲水、冷暖自知的最高境界，索性將此未知領域套上了「神祕」的字眼。但慶幸的是，越來越多人從生物能量場的角度，慢慢了解了量子力學的概念；也從心念力量的科學實證上，了解靈性高頻的能量世界並非只是物質界所詮釋的，這是屬靈的世界。

　　靈性的議題始終圍繞在我們生活周遭，所以近來全世界許多形而上學的靈性學說，也開始漸漸登上正式的學術殿堂，是除了心理學、宗教學以外的一門課程，這不僅僅是物理、化學或玄學上的一部分而已。

　　所以，靈性所影響的層面和範圍很大，從個人、家庭、社會乃至於整個地球的靈性能量，是宇宙能量光的來源，此能量源影響著大宇宙，也彼此共振。而且從地球上有了第一個花精系統開始，就是靈性需要被重視的時候。

　　靈性能量影響情緒、心理乃至於生理的疾病。幾世紀以來，人類因為生活模式、信仰、認知的改變，以及科技的發達、社會的改變，讓人類變得無法相信大自然，無法和天地能量共存。因為靈性上的能量斷層，導致這份應該與生俱來的本能無法展現，因此全頻能量花精將會是回歸大自然、連結宇宙大能的方法之一，也是另一種能量頻率共振的途徑。尤其是，「全頻能量花精」有著宇宙能量場上植物的療癒訊息頻率，也透過水晶、光頻以及花精的音頻，讓我們的身心靈可以藉此能量頻率而得到幫助，是目前花精系統很高頻的能量。

　　透過可以共振接頻的特殊靈能者所下載的「全頻能量花精」，藉由每種不

同的宇宙植物的能量頻、音頻、光頻、水晶的頻率所帶來的全頻能量，可以憑藉著直觀的引領，讓全頻花精的訊息，開啟個人的能量治療方式，也是靈性提升成長的很好方法。

　　讓我們以開放的態度，去迎接此全頻能量花精。它是新世代靈性課題上，不可缺少的一環，也將引領著全人類，邁向新紀元，改變世界、改變彼此，帶領我們前進，朝向身心靈和諧的最高境界。

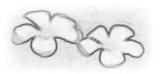

四 花精治療 VS 脈輪和能量體

1 認識脈輪能量與花精的共振

　　脈輪是古印度醫學中重要的論述，認為人體的中心軸線上，有肉眼看不見的能量光輪，受到生理、心理影響，其大小、色彩及形狀，是情緒靈性主要管道。每個脈輪會有不同的頻率、光及振動，是身心轉變的中心，與內分泌和荷爾蒙有關，也是靈性與心智的能量管道。

　　脈輪也透過生命的能量來傳達情緒，可以藉由靜坐、冥想或是各種自然的療癒方式淨化。越精微的能量，越能接近較高層次的脈輪，此生命的能量是身心重要的能量中心。

　　身體的七個脈輪氣場對應身體的不同器官，同時也影響我們的生理，和疾病有很大的關聯：

第一脈輪：
　　海底輪，又稱為基底輪、根輪，和物質層面以及行動力的能量有關。

第二脈輪：
　　生殖輪，又稱為臍輪，和我們的創造力以及人際關係有關。

第三脈輪：
　　胃輪，又稱太陽神經叢輪，和個人力量以及自尊有關。

第四脈輪：
　　心輪，和我們對愛的接收和給予有關。

第五脈輪：
喉輪，和表達、溝通、承擔力有關。

第六脈輪：
眉心輪，和靈視力、直覺力、決斷力有關。

第七脈輪：
頂輪，和靈性層面以及療癒力有關。

脈輪	對應顏色	對應位置	對應生理	對應情緒
第一脈輪（海底輪）	紅色	會陰之處	大腸、小腸下部、直腸、前列腺、睪丸、尿道、膀胱	憤怒、缺乏自信感覺、不被愛、自我中心
第二脈輪（生殖輪）	橘色	恥骨上方	性腺、子宮、卵巢、腸道	緊張、忌妒、愧疚、冷漠、樂觀
第三脈輪（胃輪）	黃色	胃的區域	胰臟、胃、脾臟、肝臟、膽囊	沮喪、憂慮、擔心、困惑、快樂
第四脈輪（心輪）	綠色	胸口	心臟、肺部、循環、免疫系統	沮喪、偏執、自閉、憂鬱、寬恕
第五脈輪（喉輪）	藍色	喉嚨、甲狀腺	甲狀腺、喉嚨、支氣管、肩頸	恐懼、軟弱、傲慢、獨斷、關懷
第六脈輪（眉心輪）	靛色	眉心	腦下垂體、新陳代謝、內分泌系統	不肯定、高度敏感、自大、獨斷、寧靜
第七脈輪（頂輪）	紫色	頭頂百會	松果體、腦部、神經系統	疑惑、不快樂、挫折、信任

　　脈輪的淨化與開啟，會影響身體能量的流動。當脈輪阻塞時，就會引起情緒及身心的能量失衡，而導致疾病；而被壓抑的情緒，也會造成脈輪的能量停滯。藉由花精高頻的能量，可以轉化被阻塞的能量，讓身心平衡。

2 認識能量體與光頻、花精的共振

　　宇宙的能量影響著所有的物質，而能量是生命的根源。每個人在身體的外層有七層能量體，如同光的能量環和身體的脈輪形成能量場（參見 P.36~37），在能量場中會有許多的訊息，而造就我們的情緒、性格、思想與人格。也就是：生命所有過程都會在這能量場裡，影響個人所散發出來的光頻，光頻相近的人，很容易彼此共振，很容易連結訊息。但是每個人的振動和能量頻率是不一樣的，而能量頻率的共振，會在身心能量場產生巨大的作用，因此正向的共振就非常重要了。

　　人的能量體分為七層，也對應身體的七個脈輪。乙太體、情緒體、心智體較接近物質對應的脈輪；乙太模板體、精妙體、因果體是屬於靈性的能量體；而星光體就如同脈輪中的心輪，和連接物質與靈性層面的脈輪一樣，是聯絡物質能量體和靈性能量體的重要橋樑（參見 P.38~39）。

(1) 乙太體

　　和身體緊密相連的一層能量體。是身體的基本能量模式，會影響身體的功能與狀態，和一個人的生長也息息相關，是我們最能感受到的能量體。

(2) 情緒體

　　和每個人的情緒感受力有關。情緒能量的壓抑，會影響身心的健康，是壓力的主要來源，也會影響靈性的提升。

(3) 心智體／理性體

　　和每個人的心念想法有關，影響一個人的心智。心智體的運作影響一個人的邏輯概念，其能量頻率的高低，會影響能量體的頻率，和脈輪、宇宙共振的頻寬。

(4) 星光體

　　是靈性能量體和物質能量體連結的重要脈輪。當能量體受阻時，就會影響

靈性能量體的能量頻率。星光體會共振所有物質，和許多人、事、物能量共振。

(5) 乙太模板體／範本體

和乙太體很類似。當乙太體因各種因素改變了，就可以透過乙太模板體去修復，因為乙太模板體有著較高頻的靈性能量。

(6) 精妙體／天人體

是屬於高頻率的靈性情緒能量體，不同於情緒體對自我的感受，而是對其他存有的感受。其能量頻率會因為每個人靈性修煉的層次而有所不同，會隨著靈性的提升影響此能量體。

(7) 因果體／起因體

和個人的想法有關，屬於靈性的智慧。其能量體因為個人靈性的智慧而有所改變，是較高頻率靈性世界的心智能量體，也和前世的因果業力有關。

能量場啟動所有一切，而意識卻影響著能量，意識本身就是訊息與頻率的結合。從共振的角度來看，信念就是頻率共振的重要因素。藉由花精的高頻共振能量，可以透過淨化能量體排除負能量，就能對身心靈有正面的幫助。

以下為七脈輪的種子字，來自於全頻能量花精所對應於宇宙七脈輪的能量位置，可以作為進入七脈輪能量冥想、連結宇宙全頻能量花精所對應的脈輪位置。

在觀想光的能量時，每個脈輪都是一個獨立的型態。透過獨立的七脈輪宇宙位置，和八吉祥的光結合衍生出來的光，有其特殊的全頻療癒能量和淨化頻率。

此獨特的七脈輪共振能量頻，是完全進入全意識的全頻狀態，所校正、接頻、共振而來的。七脈輪的光可以不斷協助整體淨化，不受任何負面的能量所影響，可以幫助所有人進入冥想、淨化，並提升整體意識。

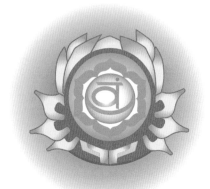

SACRUM
(2) 臍輪

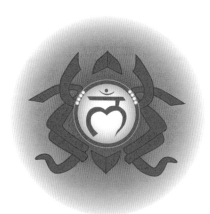

ROOT
(1) 海底輪

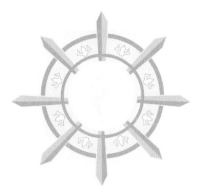

SOLAR FLEXUS
(3) 太陽神經叢輪

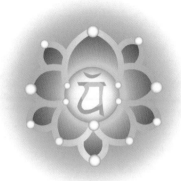

HEART

(4) 心輪

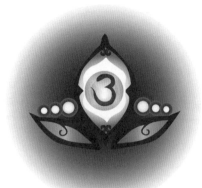

THIRD EYE

(6) 眉心輪

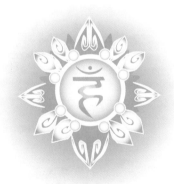

THROAT

(5) 喉輪

CROWN

(7) 頂輪

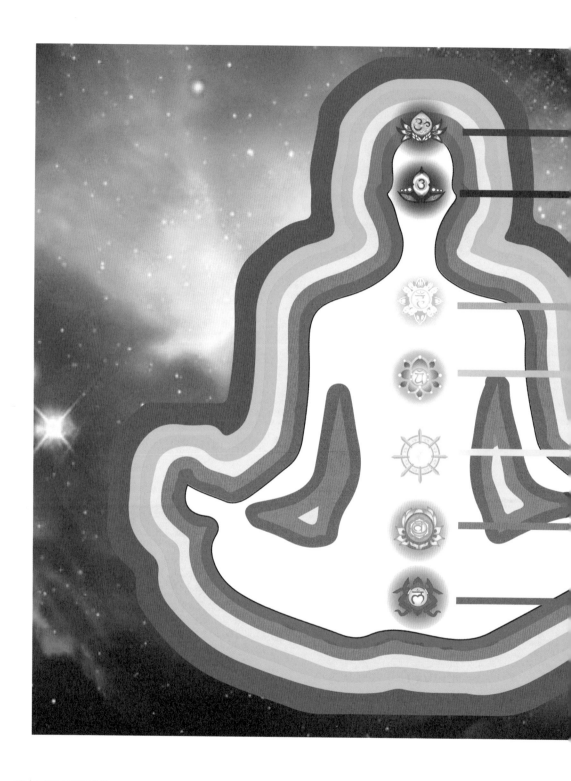

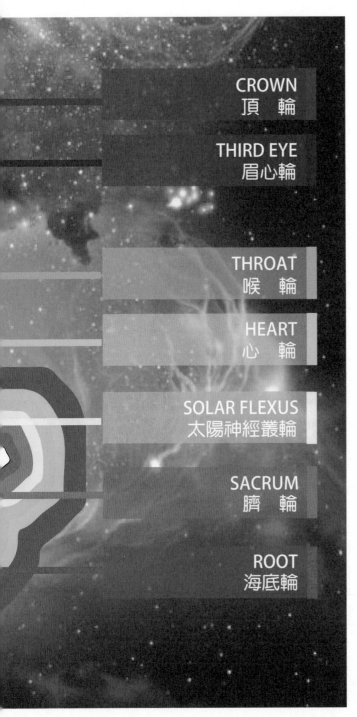

CROWN
頂 輪

THIRD EYE
眉心輪

THROAT
喉 輪

HEART
心 輪

SOLAR FLEXUS
太陽神經叢輪

SACRUM
臍 輪

ROOT
海底輪

每個人在身體的外層有七層能
量體，如同光的能量環和身體
的脈輪，形成能量場。

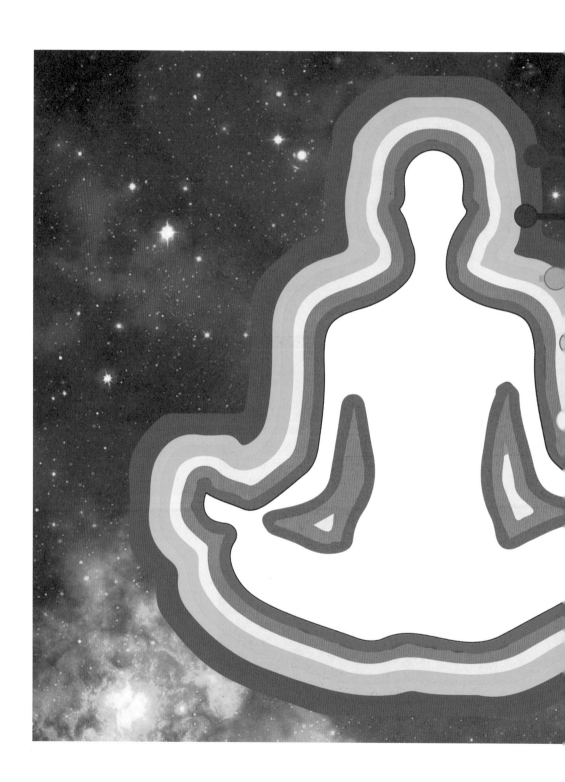

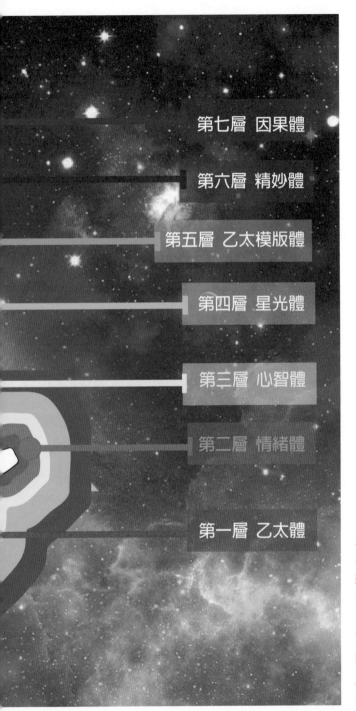

第七層 因果體

第六層 精妙體

第五層 乙太模版體

第四層 星光體

第三層 心智體

第二層 情緒體

第一層 乙太體

人的能量體分為七層，也對應身體的七個脈輪。乙太體、情緒體、心智體較接近物質對應的脈輪；乙太模板體、精妙體、因果體是屬於靈性的能量體；而星光體就如同脈輪中的心輪，和連接物質與靈性層面的脈輪一樣，是聯絡物質能量體和靈性能量體的重要橋樑。

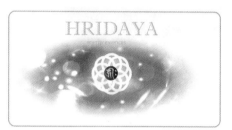

HRIDAYA

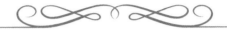

Part 2 全頻能量花精 訊息篇

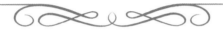

01 菩提樹 Pipal

【全頻訊息】

擁有清明的思緒，協助我們帶來全觀的新視野，和辨別善惡本質的能力，得以窺見自我的靈性本質。

【能量說明】

菩提樹帶來源自內在最源頭的清淨本源，是幫助我們看見自信真生命的重要花精，提醒著個人：走在修行的道路上，應該保持信念，肯定自性；在經歷人生各階段時，需要「如何讓自己清楚地去做各種抉擇」的智慧。

菩提大士花精所給予的是：讓自己可以去了解，生命當中所有的磨難，是協助砥礪個人修行的助力。能夠有所體會，而試著學習調整心態、願意改變時，就可以為自己帶來豐盛與豐足的睿智。

在人生的不同時期，都會有不同的生命課程，應該要怎麼樣如實去面對及看清真正的問題核心，是需要全觀性的清晰思惟的。也就是要有一份清淨的靈性本質，去看清生命的真相，以及參透所有宇宙萬象的發生始末，源自個人靈性的源頭，因此就可以在碰到人生的各種逆境時，願意全然的接受一切發生的事件。

在生命的洪流裡，眾人載浮載沉，正因為我們的智慧被蒙蔽，而讓人生起伏不定。藉由所發生及經驗的各種試煉，讓我們擁有辨別是非善惡的能力，它是一種自覺的醒悟。

菩提大士花精所帶來的訊息以及傳承的能量，可以幫助眾人，早日看見自性的菩提種子。

【適用狀況】

- 在人生各個不順遂的階段。
- 一直想要找回內在的真我時。

・想要找尋屬於個人的修行方式者。

・迷失在宗教以及個人遵循的信仰中時。

【達成目標】

　　找到屬於個人的真正智慧，以及回到靈性的本源，正確的走在生命的道路上，達到真我的圓滿。

02 橡樹 Oak

【全頻訊息】

　　以矗立於天地間的勇者風範，和頂天立地的精神，為眾人帶來支持的力量。

【能量說明】

　　橡樹以看似剛強、具有平和柔軟的療癒能量，帶來穩定生命的向下扎根力量，藉此平衡個人內外在的能量氣場，與落實自我的想法。

　　當我們覺得，做任何事總是無法定下心來，已經沒有辦法實踐自己的理想時，可以透過橡樹的能量，讓自身穩定下來。橡樹除了釐清無法穩定下來的真正原因，並幫助我們發現生命真正的落腳之處，得以落地生根，找到人生的依歸。

　　在做人處事上常感到力不從心，不能夠盡情發揮個人所長時，就應該重新去檢視人生，以橡樹所帶來的平衡穩定的能量，去彰顯自我的力量，讓自己心平氣和地去看待所發生的事情；以橡樹的支持力，作為自身強大的後盾，而能夠隨心所欲付出一己之力，站在利他的角度，為他人服務。

　　橡樹存在著厚實的內在男性力量，可以穩定身心，讓個人感到踏實，這股力量帶來面對人生的勇氣，和面對挫折的毅力，這根源也來自和父親的連結。

　　當我們感到精疲力竭，而失去人生動力時，就意味著需要好好調整個人的生活計畫。不要浪費在沒有意義的表象追求下，耗費自我的精力，這時候讓自身沐浴在橡樹的能量中，重返天地間，接受橡樹為我們帶來的淨化，和強大的驅動力，幫助自我找到人生定位，為個人帶來新生命。

【適用狀況】

- 缺乏父愛而導致身心失衡者。
- 不能回到自我中心，無法穩定內在時。

．沒有生命動力和人生目標者。

【達成目標】

以穩定的內在力量，平衡身、心、靈，重新找回屬於個人的生活，努力實踐自己的夢想。

◆ *Memo*

鳶尾花是用來療癒與母親之間的關係，而橡樹就是用來療癒與父親之間的關係。

所有子女與父親之間的連結密不可分，父親的形象與能量在宇宙階段代表的是陽光，如同天，也意謂著：我們與天的連結，和「與父親的關係」有關。所以很多男性被教導要頂天立地，要面對自己，要看清生命的本質與價值，這是男性能量需要學習的。橡樹協助你連結男性面，它最有穩定的父親能量。

如果說，一個家庭沒有父親代表不完整，是因為沒有穩定的力量與對外的力量。

雖然說，橡樹特質給人的感覺較為陽剛，但是，並不是只有男生才能具備這樣的特質，Ursula 就是很標準的、具有橡樹特質的小女生。

「我和我爸爸最好了。」這是 Ursula 最常掛在嘴上的話。

她長得很女性化，但個性很剛毅，做事有決斷力，不管發生任何事情，她始終是家裡的最大支柱。即便是出了社會，她也能夠獨立作業，只要和她共事過的人，不論是下屬或主管，都會覺得她的能力不輸給男生。

也因為她擁有男性的能量，所以和父親也特別的契合，自然能夠將從父親身上學習到的特質，更加的發揚光大。

03 夾竹桃 Oleander

【全頻訊息】
　　帶來全觀的生命視野，以及豐富的內在，以肯定的生活態度完成個人使命。

【能量說明】
　　當我們對生活沒有目標以及沒有希望時，此時需要向內觀看自我。透過夾竹桃花精帶來對未來的希望，找到生活目標，並相信所有一切是來自於個人的創造，從中了解生存的意義和價值。
　　當我們對目前的生活以及個人感到不足時，需要去重新檢視自己的生活，此時夾竹桃可以協助我們卸下過往的包袱，堅持在個人的生命道路上，重新找回對生命的肯定與存在價值。
　　夾竹桃能為個人帶來驅動力，支持我們不斷向前，協助自我找到人生方向與目標。當自己願意相信、接受及面對自我時，就能夠為自己帶來富饒。

【適用狀況】
　　・對生活感到枯燥乏味而沒有動力時。
　　・對生命及自我無法肯定時。
　　・無法肯定自我及性格懦弱者。
　　・沒有個人主見、時常想法反覆者。

【達成目標】
　　以穩定的生命能量，坦然接受人生的各種考驗，並有智慧地去面對生活中所有的困難。

◆ *Memo*

我們是否太常否定自我，總是覺得匱乏，而不知道自己真正要的是什麼？此時就需要夾竹桃為我們帶來全觀的視野，以及肯定的生活態度。具有夾竹桃特質的人往往很有自信，在工作上、人際關係上，甚至家庭裡，都能夠展現自己的能力，彷彿永遠有用不完的精力似的，處處都能表現出完美的處理方式。

不明白的人常會覺得，夾竹桃的人太有手腕，總踩著別人向上爬。但會給人這樣感覺的夾竹桃大多是失衡的，正常狀況下，夾竹桃的人並不會給人這樣的感覺。

Bishop 就是個正常的夾竹桃人。他很清楚自己要什麼，知道自己為什麼而生存著，也了解自己活著的價值，而能怡然自得。從小到大，他的功課一直很好，雖然家境並沒有太好，但他一路靠著自己的努力，出了社會以後，也能夠在職場上發揮所長，順利取得良好的升遷管道。

但另一個負面夾竹桃男孩就完全不同了。雖然他的能力也不錯，長得也很帥，但就在他要去當兵前，發現交往的女友已經有了孩子。當時還很年輕的他，為了不想讓意外早來的孩子妨礙他的前途，他便要女友拿掉孩子；等當兵回來，他便又陷入混亂的男女關係之中，完全沒有責任感。

夾竹桃帶來植物界豐富內在的能量，也希望人們在生命的經歷中，學習坦然接受人生的各種考驗；在各種經驗中，讓自己學習成長，有智慧地去面對所有的問題，並從中去體悟生命，重新找回對生命的肯定與自我價值。

04 金銀花 Honeysuckle

【全頻訊息】

帶來解決人生各種艱難的大魄力，以及面對困境的勇氣，協助眾人去面對自我的問題。

【能量說明】

我們需要金銀花能量時，就需要去調適自我的身心，不要讓情緒影響我們，並透過自我的提升，勇往直前，堅持個人的目標。在感到無助和內心徬徨、恐懼時，金銀花的能量可以協助個人，帶來療癒的力量。

金銀花擁有直覺的療癒本能，很容易讓人信任，也能夠為他人療癒傷痛，是個值得信賴的傾聽者。在人生遇到重大轉變時，金銀花能帶來不怕挫折、不被擊倒的特質，去面對所有問題；並能堅持個人人生目標，不受影響。

金銀花有著明確的人生目標，主要是來自於個人正面的思考以及堅忍的意志力。在需要獨立完成重要計畫時，可讓金銀花協助我們，主要是，金銀花具有堅定的持續力以及耐力，總是能在利他的過程中，完成個人的使命。

當個人感到內心孤獨時，可運用個人的直覺，藉由金銀花為我們帶來能量。有了金銀花的支持力量時，就能展現個人的力量，肯定自己的能力。

金銀花能協助我們去面對人生的重大起伏，不畏艱難，開創屬於自我的新局面，獨立完成各種挑戰。其認真的態度，總是讓人佩服，主要是，金銀花激發個人的決策力以及勇氣，讓篤定的個人特質，有著明確的生活目標。

【適用狀況】

· 需要下定決心、做重大決策時。
· 有著無法和他人說的心事時。
· 內心有委屈、無法肯定自我者。
· 需要堅守岡位、力排眾議時。

【達成目標】

以過人的意志力，帶來開闊的人生，胸懷大志，並找到屬於自我的人生。

05 串柳 Callistemon Viminalis

【全頻訊息】

　　以一種無諍向上的精神，帶來個人與宇宙共存的平衡能量，協助我們回到正確的人生軌道。

【能量說明】

　　生活在人世間，要懂得如何因應大環境的改變，隨時去調整自我。這是需要去學習的生命經驗，是透過不斷磨練與考驗所累積而來的智慧。

　　究竟要怎麼做，才能讓我們順勢而為，並且逢凶化吉？這是很不容易的。這種「知天命」的特質，是必須經過千錘百鍊和靈性的修持而來的。當個人在生活上受到各種人、事、物的干擾而導致身心失衡，衍生出許多問題時，就可以藉由串柳花精，讓身、心、靈重整，並且清楚知道自己的真正問題根源。

　　怎麼順應時勢、知所進退，讓我們安然過生活？這就必須要懂得，個人與大宇宙是無二無別的，彼此是緊密相連的；因此自古以來所謂的「觀天象，斷禍福」，似乎就格外的重要了。其道理就是：天體運行影響著潮汐，和個人息息相關，牽動著我們的身心。

　　要怎麼做到適性而為，最重要的就是要回到自性的根源。有太長的時間，我們因為眾多的外在因素干擾，使得自己無法和高我連結，以致忘失本初的來處，讓自我漸漸不知如何和天地共存，不知如何找到天心、地心，不知如何平衡於天地之間，而讓自身得不到內心的平靜。所以串柳花精就以其特有的能量，傳遞此份精神及幫助眾人解惑。

　　過往也許承受了太多他人負面的想法，導致生命的錯誤認知，也誤解了生活上許多的失衡狀況，將之視為是一種真理，並且成為了常規，而習以為常……這些都是讓自身不能和大宇宙能量頻共振的原因所在，也為自己帶來了很多阻礙。

　　串柳花精就能夠幫助每個人看清這實相，懂得箇中真正道理。

【適用狀況】

・無法了悟個人生活在天地間的真正意義時。

・常受到大環境能量影響而身心失衡者。

・沒有辦法找到及釐清自己的生活方式時。

・不能肯定自我，沒有足夠的智慧辨別是非者。

【達成目標】

　　為個人找到安身立命之道，在完成自我的生命課題時，也同時利益眾人，達到真正的圓滿。

06 鳶尾花 Iris

【全頻訊息】

　　帶來蘊藏於天地間的生命能量流，和自我的內在做連結，為人生帶來活力並點燃希望。

【能量說明】

　　鳶尾花以不卑不亢的生命態度，面對人生的各種挑戰，其強大的韌性，來自於內在源源不絕的母性能量，去滋養從來不受到關愛的受傷心靈。在生活中意識到自我內在匱乏時，這表示內在母性能量受阻；透過鳶尾花，可以淨化來自母親的負面能量，讓自己重新找回屬於個人的力量。

　　鳶尾花所承載的是來自於宇宙中最根源的生命流，以大無畏的精神，希望透過自我對人生的體悟，去服務眾人。當個人淹沒在物欲洪流中而無法自拔時，鳶尾花能幫助我們去連結生命源頭，改變自我的生活態度，不受外在干擾而忘失了本初，為生命帶來轉變的力量，和面對生活的態度。

　　當生命感到枯竭而失去平靜時，可以讓鳶尾花清除不屬於我們的負面情緒，回到自我的內在，讓生命流動，並帶來肯定個人生存價值的能量，協助眾人面對屬於自己的人生課題。

　　當失去以「家」作為個人的支持力量時，就需要去觀看自我的內在，是否有來自於「和母親生命連結」的傷痛，以及承受了來自母性的能量情緒，所導致的生命能量斷層。此時可以運用鳶尾花為我們帶來療癒，找到內心深層的生命本源，這是源自內在的一種生命驅動力。

【適用狀況】

- ・各種身心療癒時。
- ・進行家庭排列治療者。
- ・想要找回內在母性能量時。

・需要內化及迎接新生命者。

【達成目標】

以大無畏的生命態度面對生活，以剛柔並濟的特質，完成人生使命。

◆ *Memo*

鳶尾花帶來宇宙中最根源的能量流，是一股孕育生命之流，也是一種巨大的母性能量，是每個人生命最深的連結，因此只要有鳶尾花植物能量的地方，就會帶來如同母親的能量。

鳶尾花特質的人，很適合從事特教、幼教等需要極大愛心的職業。即使沒有從事這方面的工作，他仍然是充滿母性的人。

「Moira，妳車票沒帶，怎麼去搭車啊？」

「你看看、你看看，又沒把剪刀放回去，萬一刺到人怎麼辦？」

「Nora，妳感冒了，快快快，把這杯溫開水喝下去，然後趴一下。」

……

每天，辦公室裡都不會缺少 Sandra 關懷或碎唸的聲音。

Sandra 雖然不是辦公室裡最年輕的，也並不是最年長的，但她每天總是像媽媽一樣，叮嚀著每個人，從生活瑣事到工作大事，幾乎都是她的管轄範圍，她永遠是在團體中最會照顧人的一個。

這就是鳶尾花的特質。

如果一個人對母親的怨懟太深，可能是遭遺棄的孤兒，已經想不起母親的樣子，或無法原諒她帶來的傷害，而造成淨化的困難，可以祈請聖母瑪麗亞、觀音，或其他代表母性能量的神祇，協助自己進入與母體連結的淨化過程。

懷孕中的婦女必須意會，她的一言一語、每個意念，以及所處環境，都會影響待產的胎兒。她也可以透過鳶尾花的協助，淨化之前的負面情緒，並感謝新生命的到來。

當我們無法和第三脈輪做連結時，就意味著，需要去清除阻塞在第二脈輪的負面能量，這是一份和母親最深的情感，試著去淨化來自母親的負面情緒吧！

07 芥蘭花 Mustard Flower

【全頻訊息】

　　帶來認同自我的生命態度。面對人生的困境，以積極向上的精神影響眾人。

【能量說明】

　　芥蘭花能幫助我們面對自己，協助個人走過生命的低潮，認同自我的存在價值，並接受現實，確定人生目標。當覺得自己不受重視，無法肯定生命，對未來沒有目標和願景時，我們可以透過芥蘭花的幫助，並透過內在的修煉，去看見自我存在的義意。

　　芥蘭花所帶來正面的能量，可以讓我們在有限的生命過程中，肯定生存的價值，確切地知道人生的方向，努力朝向目標前進。它源自於個人的內在，只要能自我認同，就可以看見生命的美好。

　　當生命中常有不確定感時，這是源自於個人對生命的期待。透過芥蘭花所帶來肯定自我的力量，讓我們可以主宰自我生命，不受他人影響，這主要是來自於對自己的了解。當自我無法接受現實，常抱怨並感到不滿足時，就需要芥蘭花的能量，為我們開拓個人的視野，並帶來正面的想法，創造無限的人生價值，為生命帶來美好。

　　在自我想要突破現狀時，讓芥蘭花所帶來的訊息能量，釐清自己的方向。藉由人生的各種歷程，為生活帶來各種可能性，並信任所發生的一切事情。

　　芥蘭花所承載的是一份「肯定自我存在」的能量，一份不需要他人認同、發自內心的堅強特質，能為眾人帶來希望。

【適用狀況】

　　‧對生活現況無法滿足，整天抱怨者。
　　‧需要得到他人認同，無法肯定自我時。

‧對人生感到絕望，無法相信他人時。

‧想要訂定人生目標時。

【達成目標】

以明確的人生方向，為個人帶來新生命，並創造美好人生。

◆ *Memo*

Orisaya 是我同事，公司裡不論網頁設計或是活動海報等平面設計，全都出自她的手中，是一個極有才華的女生。

但，再有才華的人也要擺對了地方才會有作用。Orisaya 之前也試過很多不同類型的工作，始終沒有找到合適的。直到到了我們這兒，她把她的藝術天份發揮到極致，不但造福了我們公司，同時也讓她得到了前所未有的成就感。

可是，Orisaya 卻是個不快樂的人，她常在意別人的眼光：衣服該怎麼穿才不會被人閒話、鞋子該怎麼配才不會被人笑，甚至話該怎麼說才不會得罪人或讓人不開心……等，她全都在意，以至於她常覺得活在世間好累。然而，明明大夥都喜歡她，也沒人說她什麼，這種種的「擔心」都是她自己想出來的，只是為難自己而已。

這就是當擁有芥蘭花特質卻失衡時所造成的。

如何藉由生活中的各種試煉，去看見自我存在的意義，是芥蘭花能夠帶來的正面能量；在面對生活中的各種困境時，還能保有對生命認同的信念，是芥蘭花所承載的一份肯定自我存在的能量。

我確認了 Orisaya 的特質之後，很努力地開導她，除了讓她發揮自己的所長、肯定自己外，還鼓勵她主宰自己的生命，看到自己生命中的美好。

事實上，如果芥蘭花屬性的人沒有失衡時，是能夠讓周遭的人得到療癒的，因為她能讓人覺得生命是很可貴的，不會有輕生的念頭；當失衡時，反而會呈現出難相處、固執、堅持己見等讓人不愉快的樣貌。

當我們無法去釐清個人生活失衡的真正問題時，就意味著個人有自我認同的生命課題，試著藉由芥蘭花，為自己去連結這份能量，帶來自我肯定的力量。

08 聖心百合 Lily

【全頻訊息】

藉由祝福的能量淨化心輪，帶來光與愛，讓自我回歸寧靜，並重拾對生命的信念。

【能量說明】

透過百合花精的能量，讓我們重新找到自我存在的生命意義。藉由祝福去原諒彼此，讓個人看見自己，並在光與愛中學習；幫助我們透過「原諒」釋放負面情緒，以及協助自身看清事情背後的問題根源。

當我們看見個人未滿足的內心渴求時，可以透過祝福的能量，在光與愛的管道中，去釋放負面的情緒。許多生命的凝滯狀況和所發生的事件有關。透過身心的淨化，讓自己從靈性的提升去看見真正的生命價值，讓我們在淨化中重新恢復活力，以及接受自己的人生課題。

當個人在物質與精神層面上出現失衡狀況時，就意味著，我們需要面對未被淨化與了解的生命印記；透過淨化，就可以釐清個人的生命價值，並協助自己改變。心輪淨化後，能為我們帶來新生活。

【適用狀況】

· 遭受到背叛，在痛苦的深淵中無法脫離者。
· 有著長久的情緒困擾，而無法面對時。
· 受到不公平的對待，而無法原諒他人時。
· 患有心身症，導致生理疾病者。

【達成目標】

讓身心透過靈性的提升，帶來祝福的能量；並協助自我穩定內在，帶來平靜。

◆ *Memo*

　　如實地面對每一天，碰到任何事情，總是能很正面的去看待一切，這是許多人對 Tinaro 的印象。即便面對人生巨大的事件——離婚，他還是按照自己生命的信仰，照著自己的靈性導師的教導，認真地過每一天。即使有再大的事件發生，都改變不了內在想要追求生命究竟的心念。

　　「不管發生任何事情，我們都要感謝，一切都是最好的安排。」這是大家最常聽到 Tinaro 所說的話。

　　Tinaro 對人生的豁達以及待人的謙讓，總是讓旁人感受到他大肚的寬容。這是百合特質的人其生命內在的本質：總是能以慈悲的心念去看待所有的一切。

　　一個人最困難的是：面對傷害你的人，還給予祝福。這需要有很深刻的生命認知。在不斷地身心淨化後，在原諒的同時，也能夠帶著祝福看待這一切。這是多麼不容易的人生課題！

　　而擁有百合能量的人，就能夠以自己的人生體悟，去影響、感染他人。所以，當我們無法釋懷，並碰到許多磨難以及不公不義的生命事件，而無法釋懷，導致身、心、靈失衡時，就可以讓百合協助自己，在情緒的痛苦深淵中，解開自我的靈魂枷鎖。也唯有讓自身回到光與愛中，才能重新找回自己。

09 雛菊 Daisy

【全頻訊息】

帶來協助轉化的向上力量，幫助眾人面對各種艱難的考驗，並擁有強大的療癒力。

【能量說明】

在生活中承受到各方壓力，而不能為自己辯解時，可以讓雛菊為我們帶來淨化和轉變，透過淨化讓靈性提升。當溝通表達有障礙時，可透過清理第五脈輪，讓溝通順利進行。雛菊能協助清除他人所帶來的負面能量，讓我們無懼於各種挫折與考驗，幫助我們察覺，即使長期被打壓，也能以生存的意志力完成內在的溝通。

在生活中，因為溝通而執行力受阻時，透過雛菊，能帶來行動力，以及改變意志消沉，因為祂和個人的創造力有關。藉由雛菊的能量，轉化清除負能量，為生活注入活力，以創意、行動力為我們帶來新生命。雛菊讓人擁有正向的溝通能力，帶來不放棄的堅持力，完成個人內外在的連結，展現生命力。

雛菊教導我們，如何以自然的生活方式，去接受人生各種可能性所帶來的轉變；這種轉變是一種靈性提升與轉化，透過蛻變，讓眾人獲得重生。

【適用狀況】

· 有溝通表達障礙者。
· 不願意面對自我者。
· 在家庭、生活、工作上不被認同者。
· 生活上欠缺執行力時。

【達成目標】

透過溝通，帶來生活的轉變，用堅持的行動力開啟人生。

◆ *Memo*

「校長，這次的活動可不可以不要派我上台呢？」

「校長，我能不能不要去和那個客戶溝通呢？」

這些是 Harold 最常跟我說的話。平時的他一切都還好，也沒有什麼太大的問題，但一到了要叫他表達或是溝通時，問題就來了。我知道他最大的問題是沒有自信，但為什麼沒有自信，癥結點在哪裡，這也是我急於想知道的。

在和 Harold 聊過幾次以後，我才知道，Harold 生長在一個人口不多的家庭裡，從小能讓他表達的時間就不多，能聽他表達的人也不多，所以養成他有事就往心裡放的習慣；久而久之，他就失去了和人溝通的能力了。

現代人第五脈輪卡住的普遍原因，主要是溝通上害怕被拒絕、不被贊同，這往往是因為過去表達的負面經驗，或曾經說了不該說的話，於是開始壓抑自己的第五脈輪。

雛菊的平實看似淡雅，但是卻能夠帶來強大的療癒力，協助我們面對生活中許多無法面對的問題，尤其是溝通表達的障礙。

我們生活周遭一定有許多像 Harold 一樣的人，往往不知道應該如何去面對自己最困難的部分，許多人就因為如此，轉而讓自己更封閉。

尤其是現今許多的年輕人，會在電腦虛擬的世界中，去尋求自己的成就感。這所造成的影響，已經不是個人的問題而已了，對國家、社會目前層出不窮的家庭議題，都是我們應該要及早去意識到的問題。

試問當今有多少人曾經去思惟目前的教育體制，真正適合現今多變的社會嗎？全球已經有越來越多的特殊小孩，並不能適應現在制式的教育方式。為人父母的家長們，就更需要透過雛菊幫助孩子們，以自然的生活教育，去貼近彼此的心，拉近人我之間的距離，教導孩子如何去接受人生各種可能性所帶來的轉變，提早去適應社會，了解個人所處的環境。

10 雞冠花 Cockscomb

【全頻訊息】

帶來不屈不撓的精神，協助眾人面對艱鉅的生命試煉，以平和的生活態度體驗人生。

【能量說明】

當個人處於負面想法，以及受到外在事物所干擾時，要去冷靜思考自己的真正問題。藉助雞冠花花精，讓我們以正面的想法，協助個人分辨物質及精神層面的真正問題，並從中得到醒悟。雞冠花花精能夠為我們帶來富足的內在，以及個人的堅持信念，讓我們得以服務眾人，在自利利他中完成人生使命。

在生命洪流中，總覺得自我想法常無法貫徹，而面臨金錢、物質上的匱乏時，雞冠花能讓個人看清現實生活中主要的問題，以及去接受「這是人生的試煉以及考驗」，讓我們擁有正面思考，不受世俗影響，堅持自我的生命信念，帶來豐富自我的力量。

生活中所面臨的各種困難，我們必須從中領悟：那是來自於對自我生命信念的一種考驗。此時可以透過雞冠花花精，幫助我們趕走負面想法，帶來不輕易和現實生活低頭的能量，並藉此磨練砥礪自己，找到屬於自己的生命價值。

【適用狀況】

· 想要獨立貫徹並完成想法時。
· 有志難伸，需要得到支持者。
· 生活陷入困頓，而無法開口請他人救援時。
· 內心存有芥蒂，無法和他人相處時。

【達成目標】

以不凡的生命韌性，帶來富足的生活，讓人生因此而發光發熱。

◆ *Memo*

特立獨行，堅持自己的信念、想法，不管別人怎麼看他、說他，他都不為所動，這就是擁有雞冠花特質的人所具備的。

「Lilith，晚上要不要和我們一起去吃飯、唱 KTV ？」下班時，同事們約了要一起去為另一個同事慶生，看到 Lilith 正要往辦公室外衝，叫住了她。

「不了，我要去上鋼琴課。」

「鋼琴課？」看著 Lilith 匆忙的背影，站在一旁的我愣了一下。

三個月前，Lilith 不是才去上了美術課？記得那時我還問過她，為什麼到這個年紀才突然想去學美術？她當時對我說：「想學就去學了啊，沒什麼特別的理由，就是覺得現在如果不學，以後一定會後悔。」

現在，她又去學了鋼琴，想必理由也是一樣的。

說起來，Lilith 真的是一個很特別的女生，瘦瘦小小的，但卻好像有永遠用不完的精力似的，想做什麼，就會立刻去做，完全不會去考慮現實的問題。就像她來做芳療師這件事吧，所有的人看她瘦瘦小小的，都覺得芳療師的工作對她來說是吃力了點，因為芳療師需要很大的力氣。但她認定了就是要做，不管誰說都沒有用；當然，事實證明她也確實做得很好。

這就是擁有雞冠花特質的人，所會表現出來的特性。

雞冠花所帶來的堅毅特質，不容易受到外在事物干擾，也很清楚自己所想要的是什麼，因此很能夠在生活中面臨各種困難時，堅持自我的生命信念。

所以，當我們在生活中，感到金錢、物質甚至是精神層面的匱乏時，就可以透過雞冠花，讓我們去看清楚真正的問題所在。讓個人以正面的思考，去看待所有的一切，並藉此提升自我，找到個人的生命定位。

11 朝鮮薊 Artichoke

【全頻訊息】

　　帶來為眾人服務的信念，以及對生命的熱枕，開創人生新視野。

【能量說明】

　　當我們受到生活壓迫，無法突破現狀時，可以透過朝鮮薊，協助個人看見現實背後的真正問題，而不至於迷失在世間的評價中；藉由轉變，去突破舊有的想法觀念，以開闊的胸襟回歸內在，因此得到提升與轉化。

　　當無法肯定自我的生命價值，可以讓朝鮮薊協助自己去體會生命的意義，讓我們從服務關懷他人，去療癒受傷而封閉的心靈，從中學習人生課題，並信任這是生命的必經過程，也協助他人走向個人的人生使命。

　　當無法對他人付出和關懷他人時，就應該去看看，是否因為過往的生命事件，讓自己吝於對他人付出。此花精能讓我們學習願意對他人付出，並透過祝福和奉獻的精神，接受自己和他人；如此就會發現，只要願意付出，就能得到眾人的信任，也因此能感受到生命的意義。

　　朝鮮薊能協助我們去體驗生命的過程，透過對他人的付出與支持，去體悟人生，帶來積極樂觀的生命態度，並藉此找出個人的生存之道。

　　朝鮮薊真誠待人的特質，是出自內心樂於對他人付出關心，藉由真誠，為眾人謀求最大的福利，而認為這是個人重要的人生使命。

【適用狀況】

- 從小得不到父母關愛，導致行為偏差者。
- 不懂得關心他人，吝於付出者。
- 感受不到他人的關懷，整日抱怨時。
- 希望受到他人的重視時。

【達成目標】
　　以積極向上的生活態度面對人生，並以服務奉獻的精神肯定生命。

12 桔梗花 Chinese Bellflower

【全頻訊息】

　　帶來臣服於天地間的浩然正氣，去影響眾人，和傳承來自上天的真理，喚起自我的人生使命。

【能量說明】

　　桔梗花以「傳遞上天的真理」為人生職責，帶來對生命內在的信任，協助眾人完成靈性的探求，去面對最真實的自我。當我們無法從混亂的生活中，去釐清自己的生命信念時，可讓桔梗花帶來淨化第六脈輪的能量，就能在雜亂無章的問題中，有脈絡可循，讓個人洞悉了知一切，並相信真理的存在。

　　在個人需要去調整生活、重新規畫自我的人生時，首先必須去肯定自己的人生定位，不要盲從去追求表象的名利權勢。可藉由桔梗花的洞見能力，幫助自己擁有清明的洞察力與前瞻性，為我們帶來遠見，確定人生的未來方向；以堅定的毅力，走在真理的道路上，找尋自身的歸處。

　　桔梗花帶來宇宙堅定的信念，能讓個人去展現自我，帶來強大的生命力。在固執己見而使生活陷入困境、不願意改變自己時，就需要透過桔梗花為我們帶來信心，讓自我轉念，而能有所體悟，重新面對考驗。

　　當受制於僵化的體制又無法擺脫過去，而面臨抉擇時，以桔梗花堅持的穩定力，協助我們身體力行並改變現狀，而不會墨守成規坐以待斃，能因此堅持在個人的人生道路上。

【適用狀況】

- ・需要說服眾人，堅持在對的信念時。
- ・需要獨自完成計畫，面對挑戰時。
- ・面對困境，需要擁有過人的意志力者。

【達成目標】

以廣大的志向，透過真理，開啟個人的生命道路，回歸自我中心，以繼往開來的人生理念引領眾人。

◆ *Memo*

桔梗花帶來對宇宙堅定的信念，是一種對生命內在渴求所堅信的真理，引領眾人開啟自我的生命道路。

我身邊有兩個桔梗花，他們只要相遇，常常容易「擦出火花」，因為他們分別站在理性和感性的兩端，不管是表現出來的行為，或是隱藏在內在的思考方式，都大大的不同。

先說比較理性的 Belisore 好了。她的爸爸是警察、媽媽是老師，就連妹妹和妹夫也都是公務人員，她自己也是公務員，只有她的先生不是而已。因為生在一個公職人員的家庭中，生活穩定，所以她對靈性層面的事情特別感興趣，只要聽說哪裡有提升自己精神層面的課程，她就一定抽空去上課，提升自己。

但另一個具有桔梗花特質的 Nina，可就完全不一樣了。Nina 也曾經和 Belisore 一樣，對靈性層面的人事物都抱有極大的興趣，甚至還一度出家修行，但她的修行路並沒有持續太久。因為家庭遭到變故，為了處理家裡的事情，她不但還俗，甚至還一肩扛下家裡的債務，使得她回歸了現實的層面。

Nina 和 Belisore 唯一最相同的地方，就是都具有不畏艱難的特質。但一個理性、一個靈性的人碰在一起的時候，常都會為著他們自己堅持的宗教理念而起摩擦；他們都十分堅信，自己所信仰的，就是最真、最好的，而這份堅定的信仰，在生活中也表露無遺。

桔梗花特質的人通常都是宗教家或是領導者、演説家。他們很願意聽別人講各式各樣的東西，也很願意去幫助任何人，但卻不容易讓外界的思想取代他原本的中心思想。他們對於去追求生活中的真理很感興趣，以過人的意志力，帶領眾人完成靈性的探求，並協助個人釐清自我生命的信念，這是具有桔梗花植物能量者很鮮明的個人色彩。

因此當我們感到受困於生活中無止盡的僵化意識所束縛時，就需要桔梗花的能量，讓我們擁有清明的洞察力，帶領個人確定人生的未來方向，並帶來信心；透過轉念，堅持個人的人生理念，走在真理的道路上。

13 綠葉龍柏 Dragon Savin

【全頻訊息】

以柔軟貫徹的精神特質，穩定個人生命流，帶來無與倫比的清澈高頻共振，提升整體的宇宙能量。

【能量說明】

綠葉龍柏大士花精，可協助個人在靈性修持的過程中，清楚地看見，自我靈性不足之處以及無法達到的目標，是生活修行上不可或缺的，屬於靈性能量場上恆定的力量源，也幫助我們釐清人與人之間的界線所引發的問題。

父子、君臣、兄弟之間，因為道德倫理的式微，導致這股維持著倫理秩序的重要分界及準則，隨著社會風氣的改變，早已蕩然無存了。這樣的精神能量是人我、社會、國家之間重要的關係分流，乃至於影響整體宇宙。

此花精所帶來對世人的影響，是一般人所意想不到的。從個人到家庭、社會以及國家、世界等，綠葉龍柏都以一份讓人敬畏的生命能量，默默地奉獻及支撐著全體。此份生命流是每個人都需要的，重要的是，我們常因為看不見自我的問題根源，導致人際、家庭關係的僵化，進而衍生出許多生活上的困境，這都是因為欠缺了此份綠葉龍柏的精神能量。

我們把太長的時間浪費在不需要的人我是非中、無法處理的生命流裡而不自知，讓自己陷入困境裡，走入死胡同而迷失了。因此，要如何讓人生走得輕鬆自在、安步當車，就必須在靈性的修煉上提升，並且盡個人本分，傳承固有的倫理，遵守國家律法。當嚴謹的去拿捏人我之間的這種界限，遵循著天地間運行的正道，就能夠掌握生而為人最基本的生活態度。

【適用狀況】

- 對事情常常分不出輕重者。
- 無法對是非做出智慧的判斷時。

．在生活上有各種關係困擾，或常有不知如何生活在人世間的想法時。

【達成目標】

　　讓個人可以更有智慧的生活，享受人生的每個當下，並藉此體會：智慧生活的美好，源自個人穩定的生命內在。

14 紫金花 Hanadaikon

【全頻訊息】
透過良好的溝通能力，帶來直覺的感知力，協助完成人生使命。

【能量說明】
紫金花擁有強大的意志力，讓自我能夠在生活實質上改變其決斷力，能為生命的不確定感帶來穩定。尤其在身、心、靈上，因無法順利溝通表達，而引發衝突、無法面對問題時，紫金花花精能夠透過直覺，帶來溝通能力，讓自我因此而改變。

當個人人際關係上有障礙時，可透過紫金花的決斷力，克服對溝通上的恐懼，幫助我們有很好的表達能力，藉由溝通而完成個人使命。紫金花花精可協助個人與高我連結，完成內在溝通，整合身、心、靈，並協助完成個人的人生目標。

紫金花花精幫助眾人堅定自我的生命信念，並肯定個人的靈視力。「建立信心」能為我們帶來個人力量，並帶來治癒力。

【適用狀況】
- 第五、六脈輪失衡者。
- 無法整合身心靈時。
- 在人際關係上有溝通表達障礙者。
- 無法自我肯定及沒有信心者。
- 無法堅定自我信念時。

【達成目標】
帶來直覺力以及溝通表達能力，協助身心靈能量的整合，開啟和高我及宇宙的溝通管道，透過決斷力完成自我內在溝通。

◆ *Memo*

　　生命的燦爛來自於願意燃燒自己照亮別人。擁有紫金花特質的人，總是喜歡挑戰生活中的不可能，不喜歡照著既定的生命軌跡去過生活。有一份生命內在最深層的韌性，追求的是一種自我內在的完整。

　　「我就是很喜歡學習、喜歡探究事情真正的根源，『找到問題的癥結』是我學習的樂趣所在。」這是紫金花特質的 Mimi，對旁人不理解她為何總是孜孜不倦地不斷學習，常會和旁人說的話。

　　紫金花的 Mimi 總是看起來非常忙碌，只要一有空閒，就又安排自己參加各種課程，亦或是一頭栽進浩瀚的書海。許多人總覺得，Mimi 就像是一座活的圖書館，其博學多聞，讓人總有種好像先知的錯覺。

　　其實，這只是紫金花特質的人展現了個人面對自身內在的本質。因為他總是希望了解事情背後真正的問題，也從來不想浪費生命，很能夠為他人重拾信心，並肯定自己存在的價值。這就是紫金花對自我的認知。

15 九重葛 Bougainvilla

【全頻訊息】

　　帶來肯定個人自我價值的精神，為眾人帶來希望。透過對生命的體悟，去展現個人的能力。

【能量說明】

　　九重葛能協助我們回歸內心深處，找到自我生存的意義。當我們對人生有不確定感時，就應該要好好調整個人的生活目標，回到內在；憑藉著對生活的熱忱，並展現個人才能時，就可以找回個人和宇宙間的生命平衡能量，積極地面對人生，調整目前的生活。

　　九重葛特質的人，很願意貢獻自己的力量，常讓人看見他的努力與付出，也因此贏得他人對自己的肯定。不管任何時候，都以最好的適應力，找到自我的人生定位，去展現個人的影響力，為眾人帶來希望。當想要釐清自我未來目標時，需要穩定下來，讓九重葛為我們帶來穩定的力量，去肯定自我的生存價值，找到人生定位。

　　九重葛具有「在夾縫中求生存」的強大生命意志力，其不服輸的性格，能夠適應各種環境，對於任何事情總是盡心盡力，也能因此找到自我的生存之道。九重葛特質的人，很能夠肯定自我價值，總是對生命感到期待，並且相信每個人都有其存在的價值和意義。

【適用狀況】

- ・沒有人生目標，無法肯定自我者。
- ・對生活沒有願景時。
- ・覺得生命枯竭，沒有行動力時。
- ・對生命沒有熱枕，終日無所適從者。

【達成目標】

以積極向上的熱忱，創造生命的價值，找到人生目標。

◆ *Memo*

説到九重葛，你會想到什麼？不論你想到的是什麼，應該絕對不會否定，九重葛和「旺盛的生命力」之間的連結吧！

Macora 在朋友群中，永遠像個老大哥似的，有什麼要求，跟他説一聲，只看他拿起電話講了幾句，事情就解決了。這樣的「本事」當然不是天生的，而是累積來的。Macora 對朋友好，朋友自然也對他好；他常替朋友解決問題，朋友自然也很願意替他解決困難。很多人眼中，Macora 的個性算得上「八面玲瓏」，這樣的個性卻源自於他略顯坎坷的成長背景。

Macora 的父親和母親很早就離開他了，從小，Macora 就和爺爺相依為命，偏偏爺爺還來不及等他長大，也撒手人寰，留下他一個人，孤孤單單的面對漫長的人生。也因為如此，長大後的 Macora，對人際關係十分的重視，朋友就是他生活重心的全部，他真心對待每一個朋友，把朋友的事都當自己的事來看待。但由於他從小就失去原生家庭的愛，在他的心中形成了一個無法填補的黑洞。表面上看起來，他幾乎不挑朋友，但仔細觀察，還是會發現，Macora 在選擇朋友上，也有他的「準則」，而這個「準則」是以他自己為標準的。

他要求自己要對朋友付出，一旦發現朋友不是相對的對他付出，他便會漸漸遠離；相同的，他也會用自己的標準去看待一切事情，要求別人也必須用和他相同的方式來處理事情，這使得他的朋友或同事們常會有透不過氣來的感覺。

但這就是九重葛的特質。這樣的人，常會反覆思考自我生存的價值，同時也思考身邊的人的生存價值。一旦確認了自我的生存價值後，他們就會勇往直前，絕對不輕易更改方向。

其次，九重葛特質的人認為，天生我才必有用，所以他們很願意為這個社會付出一份力量。像 Macora 現在是經紀人，是一個藝文人士，一般人頂多就是做好自己本分的工作而已，但他卻不甘於如此。他努力地在兩岸三地間穿梭，想整合兩岸的藝文界，辦一些兩岸藝文交流，甚至還特別去邀請像三宅一生這樣的大師，來討論兩岸間藝文環境和程度上的落差。他的這些舉動，看在很多人眼中，多少會覺得他有點自不量力，但他可一點也不這麼覺得。他覺得，這些努力可以為兩岸在藝文方面和思想上盡一份力。

很不可思議吧！這完全是因為九重葛的特質所造成的。九重葛無所不在的生命力、很好的攀附力量，只要有一些些的滋養，便能讓自己存活下去；以上在在都説明了，只要願意付出和貢獻，就能活出自我。

畢竟每個人都有自己的人生位置，不需要和他人一較長短，因為天生我材必有用。以自我的價值走在個人的生命道路上，勇敢的活出自我，這是九重葛要為人類傳達的訊息。

16 山茶花 Camelia

【全頻訊息】

　　為我們帶來面對困難的勇氣，以及在艱難的環境中帶來生命的希望。

【能量說明】

　　山茶花的能量可以協助我們面對問題，帶來堅強的意志，並看清楚：是什麼樣的事情讓個人無法前進？祂能幫助我們無懼困難，並帶來勇往直前的勇氣，以及為生活帶來不同的風貌。當處在困頓的環境時，山茶花可以幫助我們面對各項考驗，藉此磨練、砥礪自己，並穩定個人力量，為眾人服務。

　　當我們需要山茶花的能量時，要去釐清：是什麼樣的事情困擾了自己？此時不需要擔憂，山茶花花精可以協助個人，即使處在艱困的環境時，仍堅持自己的生命信念，不受環境及各種因素影響，給予我們無懼以及堅定的信念。

　　山茶花花精其穩定內在的特質，能協助我們，不畏艱難地面對生命中的各種挑戰，讓自己更堅毅地走在人生的道路上，去肩負起自身的使命。

【適用狀況】

- ·無法獨自面對生活時。
- ·對人生失去信心，不能正常生活時。
- ·面對生活的壓力，感到心力交瘁者。
- ·因各種心理因素，而無法面對人群者。
- ·希望自己能無懼過生活時。

【達成目標】

　　為個人生命帶來新氣象以及勇於面對人生的態度，並擁有全新的生活。

◆ *Memo*

　　如果我們處在一個險惡的環境當中的時候，就可以用山茶花幫助自己擁有克服險惡的力量。

　　Melory 是一個在團體裡很容易被注意到的人，不是她特別的漂亮，而是她的個性極其鮮明。她很清廉、不攀緣附勢，習慣付出，不計較得失，不論遇上什麼樣的困難，她總能夠砥礪自己越挫越勇，勇敢地去面對問題，即使處在險惡的環境裡，也能夠讓自己不輕易向環境妥協。

　　Melory 就像是山茶花一般，有著幽靜的清香，長久以來不畏懼地形險要，堅持守護著大地，開著美麗的花朵，就像是她不畏強權的個人特質一般。而擁有山茶花特質的人，在團體中總是習慣默默地付出，希望能夠貢獻自己的力量，為別人做一些事情。

　　擁有山茶花特質的人，往往都不太重視物質，他們堅持自己該走的路，不輕易向生命低頭，愈是在困難的環境中，愈堅定自己的信念。愈挫愈勇的精神，讓他總是能應對各種挑戰。

　　在生命的洪流裡，我們很難不遇到挫折。當遇到各種艱困的問題時，個人要如何面對、怎樣去看待此人生困境，是影響自我面對人生態度很重要的階段。

　　山茶花的植物能量為我們帶來勇往直前的勇氣，幫助我們面對各種考驗；重要的是，帶來風雨生信心的意志力，協助個人，即使處在艱困的環境，也要堅持自我的生命態度，去肩負起自我的人生使命。這就是山茶花的精神。

17 孤挺花 Amaryllis

【全頻訊息】

以獨特堅毅的能量,協助個人完成人生使命,並勇敢地面對生活的各種挑戰。

【能量說明】

孤挺花帶來「相信生命」的信念,堅持對眾人付出,在紛擾的困難中,去面對人生的試煉,及穩定生命的內在。當我們為謀求大眾福祉而需要力排眾議時,可以藉由孤挺花光明正面的能量,為自我帶來希望與支持的力量,讓我們身心平衡,找到對的生命道路。此時孤挺花花精能協助我們堅定自己的信念,繼續往對的人生方向前進。

當無法面對自身當下的處境時,就需要堅定個人的處事原則,相信自己只要走在正確的人生道路上,就一定能達到生命中真正的成功,並藉此找到自己的人生目標,重拾希望。

在人生失意時,容易受到他人的影響而沒有信心時,孤挺花的植物能量,能夠讓我們堅持在對的生命道路上,去克服所有的困難,並從中得到體悟,不怨天尤人、患得患失,不受影響。

【適用狀況】

- 需要力排眾議、堅持在對的人生目標時。
- 當無法受到別人認同,所導致的生命能量失衡者。
- 必須獨自完成某些特定人生設定時。
- 面臨人生重大的生命事件,而無法擺脫束縛者。

【達成目標】

帶來超脫世俗的穩定力量,協助自我面對生命困境,走向豐裕的人生。

◆ *Memo*

　　孤挺花其特有的沉穩寧靜，就如同祂的名字。為何能夠「孤獨寂然、挺拔依舊」，是因為當時願意奉獻整體的那份本初。

　　我有一個朋友 Rubby 就是孤挺花。Rubby 有很虔誠的信仰，一般宗教人士大多趨於保守，但她卻不然。在穿著上，她並不保守；在言行上，她也較為隨性。只要她決定要做的事或方向，她就不管別人的眼光如何，再多的批評，她也不會有所動搖。

　　很多人會覺得她似乎是少根筋。就算她真的是少根筋吧，那也成了她的保護傘。也就是這種特質，讓我將她和孤挺花聯想在一起，因為唯有孤挺花才能夠孤絕挺立在山壁崖邊，不畏懼天候或地勢的考驗，就如同她不畏任何批評一樣。孤挺花並不特別堅毅，而是祂擁有願意為他人付出的一身傲骨，外表看似柔弱，但卻耐得了寒冬；只因為自己對上天與個人的堅定信念，而能為自己戰勝困難，帶來不同的生命風貌。孤挺花並不會因為大環境的變化，而影響自己朝著目標邁進，藉著這樣的特質，讓他人重拾對世界的希望。

　　舉個例子來說吧。有一回，我們幾個朋友一起去香港找她，她聽說我們要去，自然十分高興，說要請我們吃飯，表示歡迎。於是，我們到了香港後，立刻約了她出來，大家開開心心地吃了頓飯，順便敘舊。

　　就在服務生送上帳單時，她卻開口了：「你們誰先付一下吧，我忘了帶錢包出來。」

　　說實在的，大家當時傻了一下，但隨即還是回過神來，把帳單結了，走出飯館。這時，她又開口了：「你們待會誰先借我一點錢，不然我沒辦法坐車回家。」

　　我相信，很多人會覺得，這樣的人實在太可惡了，甚至經過這一次以後，有人一定下定決心不會跟這種人做朋友，覺得她根本就是故意的。

　　可是，她真的不是故意的，因為她就是這樣的人，神經大條，永遠不會想太多。

　　然而，這樣一個看起來像是生活白癡的人，在事業上可是一等一的強人。剛到香港的Rubby，連語言都不通，但為了她所經營的花崗石生意，不只是去香港，甚至法國、歐洲，她都可以一個人跑去，然後在當地找到翻譯，讓她的事業能夠順利擴展到全球。

　　我曾經問過她：一個人這樣四處跑，會不會害怕？她很認真地想了很久，然後回答我說：她從來沒有想過要害怕。她是自然而然地在做事、在生活。

　　她很柔弱，但也非常的堅毅。她有堅定的信念，不會在乎別人講她什麼，完全不會浪費時間去解釋，更不會造作扭捏，只是一個勁地往自己的目標走去。但是也因為她不會掩飾，比較靈性的人就會覺得，她太生意人、太商業化了。這顯示，擁有孤挺花特質的人，容易遭到某些較崇尚靈性及心靈層面的人的排擠和不諒解。

　　孤挺花所帶來的影響力，是一種深層內聚的沉穩力量所展現的氣息。究竟是什麼樣的初心，讓孤挺花能夠如此不畏艱難，即便是需要力排眾議，都要堅持初心？這是一種出自「相信」的生命信念，也因此能帶來超塵脫俗、向下扎根的穩定生命力。

18 火鶴 Anthurium

【全頻訊息】

以鶴立人群的風範，怡然自得過生活，並帶來穩定向上的力量。

【能量說明】

火鶴帶來讓我們回歸自我中心的能量，協助個人學習「接受」與「放下」的生命課題。讓我們能不受他人影響，擁有個人的生命信念；同時尊重個人與他人對的堅持，讓我們在面對各種爭議時，有智慧看見真正的問題。

當需要火鶴能量時，就要去檢視：是否在和他人相處上，會有格格不入的情形？是不是應該放下對自己和別人固有的成見？

火鶴花精可以協助我們，在紛擾的環境中，看清事情真正的本質；並同時療癒個人因受到外來岐視而受傷的心靈，接受來自各方不同的看法，並在接受與放下時，讓自我提升。

火鶴特質的人很具個人獨特性與風格，很與眾不同，其生活態度往往獨樹一格；但並不會讓人覺得其獨斷，因為能夠尊重每個人的不同意見，同時也能接受他人的批判，並不會因此而改變其個人的堅持。

在生活上受到排擠時，就需要火鶴花精幫助自己，接受與他人的差異性，並學會認同，活出自己，並得到提升。

【適用狀況】

· 固執己見，無法和他人相處者。
· 當需要得到他人支持時。
· 常感覺在團體中與他人格格不入時。
· 個性孤傲或有自閉傾向者。

【達成目標】

具有開闊的心胸、面對大環境的適應性，並接受自己與他人的獨特性。

◆ *Memo*

火鶴在眾花之中格外顯眼（不僅是因為其獨特的花形，亦或是花朵的顏色），雖然不及玫瑰的艷麗和百合的清新脫俗，卻有個人的獨特風格，這就是火鶴。

一位同事剛好就有火鶴的特質。她也是我的學生，很有自己的想法，從來不管別人的眼光。在其他同事的眼中，她很特別，但她的特別，並不會給人特立獨行的感覺，更不會獨斷獨行，反而會給人很溫暖的感覺。

比如大家都覺得，男女生約會，男生大多應該來接女生，但她卻認為這不是絕對的，她總是會和男友約在一個兩個人都方便的地方。在她的觀念裡認為，不管男生、女生，都應該要有獨立自主的能力，不要總是依附別人。

當然，這種觀念不只是用在男女相處上，在工作上、待人處事上也一樣。只要是能自己完成的工作，絕對不會假手他人；在和人相處上，也一點也不作做、虛偽，這使得她周圍的人都能感受到她的真和誠。

火鶴所帶來「讓自我回歸中心」的能量，擁有個人的生命信念。這是因為，這樣的人雖然很有自己的想法，但他同時也很願意幫助別人，經常將自己的想法與人分享，也為對前途感到茫然的人們，指出一條明路。

然而，當他在心靈上有受過傷害或是失衡時，他就有可能產生防禦心，與人之間產生隔閡；如果不能及時得到紓解，回到心輪，他便會失去療癒別人的力量。

火鶴所帶來的個人獨特風采，是需要有心的人，才得以窺見其與眾不同與個人魅力。但無論旁人如何看待他，火鶴依然能不受影響地堅持自我的人生理念，其傳遞的就是：教導眾人如何在異中求同，學會認同自己，才能夠向上提升。

19 藤黃果樹 Gamboge Tree

【全頻訊息】

　　以超越非凡的向上力量，走在自我的生命道路上，帶來使眾人重獲新生的驅動力，達成個人的人生目標。

【能量說明】

　　當個人在生活上遇到許多波折，而無法相信生命及了無生趣時，就應該試著透過藤黃果樹花精的能量，協助我們重獲新生。在此之前，我們需要卸下過往所有加諸在自身的包袱，才可能使自己重新開始；這也意味著，我們應該連結高我，以超脫世俗的思惟，去看待個人過往的人生經歷，從中得到領悟。當自我能夠了解，人生中所遇見的各種困境，正是大化的力量對我們靈性的一種召喚時，就能夠看透了悟這所有的一切。此時就是我們重獲新生的開始。

　　在生命洪流中所經歷的各種生命事件，並非我們能夠預知的，如何順勢而為、知所進退，是我們可以學習參透的人生準則，這也正是藤黃果樹花精所帶來的能量。試著以「當人生處在巔峰時享受掌聲，在低谷時享受人生」的態度去面對困境，就會對人生有不同的體會，也將會因此磨練、砥礪自己，這也正是一種靈性的修煉方式。

　　藤黃果樹花精所帶來的高頻能量，可以隨時協助個人，以超越、向上的力量，讓我們重新面對自己，為生活帶來新風貌。

　　人生真正的成功與富有，並非以財富來決定，而是生命的價值。往往因為社會價值觀的偏差，讓許多人誤以為，真正的成功是飛黃騰達，而真正的富有是錦衣玉食。這些外在的名利，藤黃果樹花精以其特殊的全頻能量，幫助我們超越自我，打破世俗的框架，找回屬於自己靈性的人生使命。以不屈不撓的精神，去活在每個生命階段，而從中醒悟。藤黃果樹花精可以為我們帶來動力，並看見未來。

【適用狀況】

　　·受世俗價值觀所綑綁，而有無力感時。

　　·對生活提不起勁，想結束生命者。

　　·生活沒有重心，對人生失去信心時。

　　·終日無所事事，沒有人生目標者。

【達成目標】

　　能夠為人生重新點燃希望，為個人重拾信心，以及為生命注入活力，找到自我的真正人生價值。

20 紫藤 Wisteria

【全頻訊息】

　　帶來和諧平衡的能量，協助我們走在人生道路上時，以全然的態度去擁抱自我。

【能量說明】

　　以敞開的生命態度去看待所有的事物，是靈性修行上很重要的觀念，而「靈性上的壓抑」是造成個人無法自我肯定的最主要因素。許多人終其一生，只活在別人的價值觀中，完全失去了自我，也從來不知道自己真正的問題，只是日復一日墨守成規，在制式的框架中生活，而不了解個人來此世上的真正目地為何，也從來不知道自我生存的意義，只是趨炎附勢地活在世俗的標準價值觀中，完全沒有自我。

　　試想，當我們只是重複著同樣的生活模式以及思惟去生活時，那也就真的是人生的盡頭。紫藤花精所帶來的能量，是讓眾人清楚明白人生的真諦，以及在生活中看見自我的存在價值。

　　或許，你已經早就因為應付著生活，而忘記了自己來到人世間的人生課題以及個人的使命；在生活的洪流裡，因為各種困境，而無法肯定自己，因為那太痛、太感傷的過往生命事件，是導致我們不能走向自我靈魂深處最主要的因素。因此，紫藤花精就帶著此份療癒的能量，讓個人可以重拾過往的記憶，透過靈性的修煉回到自我，藉由此生的生命歷程，回復真我，肯定自己。

　　當我們在長久以來一直無法掙脫命運的枷鎖，一直重複經歷相同的錯誤時，就應該停下腳步，重新檢視生活，徹底的擺脫過去，為自己的人生帶來新風貌。此花精就可以協助我們，朝向此目標。

【適用狀況】

　　‧身心嚴重失衡者。

・面臨人生重大抉擇時。

・處在生活臨界點的狀態時。

・擁有旁人羨慕的生活，但內心並不快樂者。

・總覺得無法跳脫生活的桎梏，而對人生感到茫然時。

【達成目標】

　　帶來肯定自我的能量，讓人生變得有意義，並重拾信心，找到新生命，讓生活煥然一新。

21 玫瑰 Rose

【全頻訊息】

面對愛的生命課題，帶來有關愛的給予和接收上的能量，以及面對愛的勇氣、平衡愛的能量。

【能量說明】

玫瑰花精可協助我們處理愛的能量失衡上的問題，並為我們帶來面對的勇氣，幫助我們去看清楚，自己在關係的失衡中，真正的課題是什麼？是否站在正確的位置上給予及接受愛？唯有回歸生命本初，才能去看清自己的真正問題。

玫瑰有助於協助我們記起，在個人的生命洪流中，找到屬於自己光與愛的真正位置，幫助個人去承接、傳遞來自上天內化而穩固的力量。在愛的能量位置上，清楚自己在此生的人生課題，尤其是在愛的感受上，以及給予和付出上的學習。

在愛的迴路中，檢視家庭關係對個人在愛的付出和感受上的創傷，讓我們在接受後得到療癒，並看見在此創傷背後，需要經歷和學習成長的人生課題。當我們清楚知道自我愛的正確位置時，就能夠傳遞上天光與愛的能量，記起個人的使命，承擔屬於自己的責任，以及需要學習與成長的部分，幫助個人跨越此鴻溝，並帶來積極正面的態度。

【適用狀況】

- 心輪的受傷以及愛的能量失衡者。
- 在進行家族治療時。
- 因愛的能量凝滯，導致家庭關係失衡者。

【達成目標】

　　協助愛的能量流動，讓身、心、靈平衡。透過愛去治療及改善家庭問題，讓我們重新找回家的支持力量，解決愛的能量衝突，並展現自我。

◆ *Memo*

　　是一份來自生命最深連結的情感，讓人與人之間，能夠透過各種生命事件去面對自己，而家人也是每個人無法迴避的人生課題。玫瑰對於情感面所帶來的療癒，讓所有人不能不去正視它的存在。這也就是玫瑰為何可帶來進行家族治療的能量。

　　Saleta 是一位愛家的職業婦女，從小就很依戀家人，也很重視家人間的互動；但是 Saleta 的媽媽很早以前就過世了，也讓她特別缺乏母愛。而自己身為長女，也就必須肩負起長姊如母、照顧弟妹的母親責任，讓 Saleta 很想念母親；也因此在進入婚姻後，視先生的媽媽為自己的母親。但不巧的是，先生的父母從小離異，而先生和媽媽感情關係並不好，Saleta 就常需要扮演先生和婆婆之間的橋樑，讓她還是沒有得到來自母親關愛的那份情感，導致有長期的下背部疼痛，怎麼就醫都無法真正的根治。

　　當 Saleta 無意間透過朋友接觸到花精治療，在使用了玫瑰花精後，找到了真正讓下背疼痛的原因，才了解：當家庭愛的能量凝滯，承載了不屬於自己的責任，就容易會因家庭愛的能量失衡，導致身心出現狀況。所以，玫瑰所帶來在情愛的療癒，並不僅只是愛情的傷痛，更包含了全然的愛。

22 紫羅蘭 Violet

【全頻訊息】

　　帶來強大的意志力，協助我們向上提升，破除執念，並看清生命本質。

【能量說明】

　　紫羅蘭花精能協助我們在靈性層面上的成長，讓自我在意識層面透過覺察，看見自己的執著；再透過清除執念，去清除負面的情緒業力，帶來內心的寧靜與祥和。

　　當想要改變生活現狀，破除僵化凝滯的狀態，以及在面對各種人、事、物上，希望能看見個人的執著時，可以使用紫羅蘭花精，幫助我們在心智上有所提升。

　　當腦海中總有縈繞不去的意念時，就可以使用紫羅蘭花精協助我們，放下個人的想法和自我的設限，以清澈的意念讓靈性得到成長，讓自己能夠更清楚自我的問題，帶來向上提升的能力；並去體悟，這是否正是人生必須學習的生命課題，也讓自身能夠更堅定地走在此人生道路上。

　　在生活上有固化的人際關係，或在心中常有揮之不去的執念時，必須去看清楚：是否因為內在的執念，而讓事情僵化、無法解決？藉由此花精，能夠真正幫助自我釐清事情的癥結，並從靈性層面上學習與面對。唯有放下固執的想法，破除迷思，才能做到真正的放下，達到身、心、靈的平衡。

【適用狀況】

- ‧迷失在人我關係上的執念時。
- ‧無法真正看見內心的需求者。
- ‧受到權力欲望控制，而迷失自我時。
- ‧內心對特定事物有渴求的恐懼時。

【達成目標】

以堅定的意念去破除對人、事、物的迷戀，並協助自我看清生命本質。

◆ *Memo*

紫羅蘭能協助人破除執念，這是身為花仙皇后的紫羅蘭所擔負的使命。

Bonnie 生長在一個公務員家庭，父母教育她就是要規規矩矩的。在學校的時候，Bonnie 就是個模範生；出了社會，也是規規矩矩的，主管說什麼，她絕對沒有第二句話。即便是後來接觸了宗教，她還是規規矩矩的，該做什麼、不該做什麼，該說什麼、不該說什麼，只要是規定，她就不敢踰矩。

這樣的生長模式讓 Bonnie 長期處在壓抑的狀態下，雖然在每個人的眼中，她都是個有禮貌的人，但她始終看起來隱隱地不快樂。

直到 Bonnie 接觸了宗教後，靠著靜坐、冥想讓自己沉靜下來，面對自己心裡最深處的聲音，她才領悟到，自己一直被執念（包含情緒上的執念）所束縛，如果不打破這個框架，她永遠是個不快樂的人。

這時，就需要帶著祥和寧靜的安定力量，為延續神聖的使命而努力不懈，在處理過往不好的業力意念上，能與上天的連結、協助清除執念的紫羅蘭。

放下執念是很重要的人生課題，往往許多人無法意識自我的執著，因此常常內心無法靜定，總是在意識的輪迴裡，糾結而不能跳脫。

執念是意識底層最深的桎梏，放下又是人生另一個生命學習的課題。如何放下執念，清除負面想法，並帶來穩定的生命力量，就需要紫羅蘭的協助。

在與上天及內在的聯繫上需要的穩定力量，是來自內心的平靜和安定。紫羅蘭所帶來幫助自我破除執念的靜定力量，讓個人能夠在自覺後，帶來向上提升的能力，並看清楚事情真正的問題癥結，以清澈的意念，去學習靈性的生命課題。

23 蒲公英 Dandrlion

【全頻訊息】

帶來順應生命能量流的生活方式，藉此提升靈性，成為眾人的修行典範。

【能量說明】

蒲公英其特殊的生命力，很能接受人生各種階段；其獨特的生活哲學，對生活、工作沒有太多的要求。當需要蒲公英時，需要去了解：是否我們對生活感到不滿，總覺得許多事情無法達到自己的期望？透過蒲公英，能讓自我面對現實，接受來自上天的各種安排。此時應該停下腳步，在穩定的生活發展中，維持現狀，不向外求。

當面對生活困境時，可以藉由蒲公英的能量，讓我們隨遇而安，檢視自我：是否在生活中，常因為不滿，而不斷地向外追求？藉由蒲公英花精，讓我們接受事實，擁有向下扎根的穩固力量，去看見對物質欲望的渴求，並以平和的生命內在，完成人生使命。

蒲公英所承載的是一種來自宇宙對生命的期盼，讓眾人透過對生活的體悟，從中體會生命中的各種考驗，並成為一種生活中的修行方式。

蒲公英所帶來的是一種平凡的生活態度，及穩定的生命能量。當自己常在生活中感到不足時，需要誠實面對自我，並相信，這是人生必經的磨練。

【適用狀況】

- 對物質、權力執迷者。
- 無法接受自我生命現狀時。
- 想要找到適合自我的修行方式者。
- 想要擺脫過去生活模式時。
- 需要適應新環境時。
- 新生兒需要穩定生命能量者。

【達成目標】

　　以平穩的生命能量，適應各種生活環境，穩定我們的生活內在，接受人生的當下。

◆ *Memo*

　　蒲公英隨風飛舞帶給人的感覺，就好像不受任何束縛的自由靈魂，是一份接受命運安排的坦然，亦或可以說是面對自我、最深刻的人生體悟。

　　Bowana 是一個生平無大志、只求六十分的男人，認識他的人都覺得他不夠積極，永遠是一派與世無爭、隨遇而安的態度。也有人說，Bowana 像是個天生的宗教家，光是聽他說話，就能夠感受到他強大的感染力和魅力。他有自己獨特的生活哲學，也不太在乎別人的眼光，即使已經是一間公司的老闆了，有些事還是親力親為，對人沒有侵略性，也沒有威脅性，始終是以緩慢但平穩的步調，去面對人生中的所有起伏。

　　Bowana 是名副其實的好好先生，為了要成全妻子的求學夢，不惜一個人獨自背負起上千萬的負債。他很有毅力，沒向現實低頭，努力地撐過了事業的低潮，還清了債務。當妻子求學回來，他也已經將事業穩固下來。而整個過程中，他不曾向妻子訴苦、埋怨，還是一副平淡知足的樣子。

　　不管是任何一種生活型態，只要他喜歡，他就可以心甘情願的這樣子一直做，從來不會去計較得失。

　　蒲公英特質的人就像是生活的修行者一般，不管在哪裡、做什麼、過什麼樣的日子，他都可以保持平常心。也因為這種特質，讓蒲公英能夠帶著「享受每個當下」的生活態度，去面對人生的各個階段，甚至是遇到再大的人生挫折，祂依然遵循著原有的生活步調，認真的過每一天。

　　如果我們真要去了解：是什麼樣的能量特質，造就了蒲公英擁有如此豁達的人生態度？不難從蒲公英的生長特性，而能了解祂強大的生命力。其花絮如此輕盈的隨風而飛，就如同蒲公英一樣，什麼都不太在乎，只是很安貧樂道而已。

　　讓我們帶著蒲公英的能量，勇敢面對每個時刻，也許在下一個生命的轉彎處，對人生就能夠了然於胸而有所頓悟。

24 鳳凰花 Flame Tree

【全頻訊息】

　　帶來期待生命的向上力量及熱忱的生活態度，為人生帶來希望。

【能量說明】

　　鳳凰花的療癒能量，可以幫助我們面對所有的磨難與挫折，為個人帶來面對生活的希望。有人對人生感到失望，想以結束生命的方式逃避時，可藉由鳳凰花帶來的正面能量，重拾對生命的信任；在人生中感覺不被信任時，可以藉由鳳凰花，帶走深層的傷痛，幫助個人放下小我的想法，積極地面對人生。

　　鳳凰花所帶來的向上能量，能為個人帶來信心，並以正面的態度去看待生命。當無法面對人群時，應該認真的去面對自我：是否因為過往的傷痛，覺得自己不被信任與接受？此時鳳凰花能夠為個人帶來對生命的熱忱，從利他的角度，從中學習成長，能真正的面對自我。在對生活感到無奈、沒有動力時，就要去想：是否因為長久以來自我不被認同，而覺得處處受到打壓所導致的？鳳凰花能為我們帶來希望，對生命產生信任，並帶著熱忱去期待生活。

　　鳳凰花能療癒過往曾經受過情感創傷，亦或是因此而無法從中得到救贖的心靈。透過鳳凰花，讓我們在內省後、在學習中，去重新看待世界，去接受生命中因為情感所帶來的傷痛，並選擇以祝福的能量，幫助自己學習放下。鳳凰花能協助自我開闊個人的視野，並能夠讓我們在協助他人面對自我的同時，完成人生使命，以服務的熱忱，去貢獻個人所長。

【適用狀況】

- ・想要重獲新生，為人生開拓新視野時。
- ・對生活沒有期待，想要結束生命者。
- ・想要心無旁鶩去完成人生計畫時。
- ・經歷人生的各種挫折，無法信任生命時。

‧希望為生活帶來活力和希望時。

【達成目標】

以多樣豐富的生活態度去開拓自我的人生，並為生命帶來美好。

◆ *Memo*

在許多人看來，鳳凰花是很具代表的美麗之花。就像鳳凰花的美麗故事一樣，自古以來，許多富有傳奇的愛情故事都和祂有關，不論是對愛情的憧憬，亦或是情愛所帶來的心靈傷痛，都為鳳凰花增添了許多謎樣的色彩。

「問世間情為何物，直叫人生死相許」，應該就是鳳凰花最好的寫照。無論情愛所帶來的傷痛有多麼巨大，依然還是有很多人像飛蛾撲火般的無所畏懼。

我遇到的兩個鳳凰花特質的人都是男生，從他們身上，我看到對生命永遠不滅的熱忱。

Abner 是個開朗的男孩，在他開朗的背後，卻背負了兩次感情上的傷痛。他的第一任女友在睡夢中往生，來不及跟他說什麼，甚至不知道原因；第二任女友則為了他自殺。他也曾因此沉淪過、封閉過，但因為對生命的熱情，很快地將傷痛埋在心底最深處，回復像往日般的生活，開朗、樂觀，根本沒有人知道，他的感情這條路上，竟曾遭受這樣的苦。

另一位 Benedict 和 Abner 則截然不同，不同的還不只是外型，連個性都有顯著的差異。

Benedict 可以說是白面書生，因為家境還不錯，所以整天無所適事，直到信仰了一貫道之後，他開始吃素，對宗教全心的投入。也就是這份對宗教的熱忱，他開始服務大眾，找到了自我生命的重心，同時也替很多想不開的人找到重生的意義。他讓很多人看見：當你逃避面對生命的方式，去結束自己生命的話，就是違背宇宙的倫常。所以，你必須對生命要有信任、要有熱誠；即使你沒有辦法從這當中解脫和昇華，也必須在很多痛苦的背後去學習。所以鳳凰花是讓人透過信任，去找到自己生命的價值。

其實鳳凰花當初帶著個人使命與信念來到人間，守護著這份能量，希望世人能對生命產生信任，對生活抱持著熱忱，這是生命存在非常重要的一部分。當能夠對生命堅持到最後一刻，也就能夠了悟箇中的道理及隱藏在背後的重大意義。

鳳凰花植物讓我們了悟，在情愛背後，如何看見真正自己內心的渴望，如何在面對人生的挫折時，放下小我。藉由鳳凰花積極正面的能量，為自己的人生帶來希望。

生命的意義建立在對自我認同。也許很多時候，我們都忽略了去觀看自己的內在，這份無法認同自我的意念，源自於長久被壓抑的情緒，延續來自和父母的連結，而導致了個人對於情感的渴求。鳳凰花帶來生命的向上力量，就能夠讓我們在學習後而放下。

25 百聖薊 Holy Thistle

【全頻訊息】
　　以宇宙間厚德載物的個人力量，成為眾人的精神支柱，帶來支持的力量。

【能量說明】
　　長久以來，我們不知如何和自我內在相處，導致身心分離所帶來的負面情緒，常常不被覺察，並深鎖、壓抑在內心深處。百聖薊能夠幫助個人釋放情緒，找到傾吐的對象，讓自我重拾信心，帶來活力，並回歸自我內在。

　　百聖薊具有很好的傾聽特質，總在他人危急時，即時伸出援手，樂於為眾人付出。百聖薊擁有願意為他人犧牲奉獻的服務精神，總是笑臉迎人，而成為眾人間重要的溝通橋樑。當個人陷溺在情緒的糾結中走不出來時，可藉百聖薊的療癒能量，找到宣洩的出口，並從中領悟事件背後帶來的真正意義，打開個人靈性的視野，讓自己放下執著，得到快樂。

　　百聖薊總以大眾利益為行事考量，在眾人之間展現支持的療癒力，是天生的治療師。當人生中感到不如意、不知如何面對失敗時，百聖薊帶來的堅定信念，能讓自己找到平衡，以面對人生的起伏；也能讓人生經歷有所成長，成為日後幫助他人的動力，帶來善的循環。這一直是百聖薊傳承的人生使命。

【適用狀況】
　　‧做各種身心治療者。
　　‧患有情緒身心疾病時。
　　‧欲成為諮商治療師者。
　　‧無法靜下心來和性格急躁時。

【達成目標】
　　以柔順靜定的療癒能量，平衡個人身、心、靈，開啟和內在的溝通能力。

◆ *Memo*

我有一位朋友，當我看到她以及聽到她的故事時，就直接聯想到了百聖薊。

Missa 不僅人長得美，也很有才華，她的美是氣質型的，就像是維娜斯女神一樣，從小就有一堆男生想追她。有一回，有個男生拿了一份禮物等在校門口，希望她能夠接受。一番拉扯後，她堅持不能隨便接受人家的禮物，不料，這位男生竟然因為她的拒絕而自殺了。雖然事後，男方的姊姊一直對她做心理輔導，表示男生的自殺並不是她的錯，但陰影卻已經在她心理造成。

或許真的是紅顏禍水吧，即使她不去招惹別人，別人也忍不住來招惹她。在一次聚會中，一個早有女朋友的男生，因為覬覦她的美色，想辦法將她灌醉後，又再下藥迷昏她，強暴了她。對很多人來說，這樣的遭遇可能會摧毀一個女人去追求愛情，成為幸福的阻礙，但Missa 並沒有，她還是勇於去追求屬於自己的幸福。可惜，幸福仍然將她拒於千里之外。

她交了一個男朋友，男朋友不但周旋在她與其他女人之間，還強迫她到夜店去賣酒賺錢。這件事被她的母親知道了，氣得大罵她是妓女，她哥哥也氣得一直打她，最後甚至還將她送到精神病院去。

然而，不管是傷害她的男朋友也好，不諒解她的家人也好，她始終沒有任何怨懟，因為她是擁有百聖薊特質的女人，她能昇華和處理任何降臨在她身上的情感。因為她是一個治療師，願意支持別人、照顧別人，也願意傾聽別人；但一旦她失衡了，就會縮回自己的世界，會一再反覆地將自己的故事說給別人聽，一遍、兩遍、三遍……無數遍，因為她都以為她是第一次說。

百聖薊是很具有療癒能量的植物，帶來對整體人類奉獻的特殊力量，總是以眾人最大的利益考量為前提。憑藉著一份悲天憫人的意念，總是能夠在人們最需要撫慰的時候給予最大的支持，其與生俱來的療癒特質，展現了身為治療者應具備的風範。

長久以來，百聖薊就以利益眾人為個人的天職，總是無所畏懼地協助他人；也因為很能夠洞察人心，才能化身為眾人心中的療癒之神，帶來真正的治療。

當我們希望成為治療者，也很希望加入療癒行列而貢獻全體時，就可以憑藉百聖薊的能量，讓個人成為全頻的療癒師。

26 銀樅 Silver Fir

【全頻訊息】

　　帶來過人的意志力，以及為人處世的大度風範。有著願意為人群付出的精神，和服務眾人的大愛。

【能量說明】

　　銀樅花精為眾人帶來的是「善解柔軟」的能量特質和「與人和善」的精神典範，是值得我們所景仰以及學習的。長久以來，生活中的各種僵化事物，造成了身心的凝滯，導致靈性無法與身心連結時，就需要銀樅花精的能量指引。

　　銀樅花精所帶來的堅毅又柔軟的力量，是一種讓人可以在夾縫中求生存的意志力，以及面對生命各個階段時的適應性。此份能讓人適性而為的內在爆發力，由銀樅的花苞就可以了解。在旁人看來不是很絢麗的外表下，卻有著面對各種困境的強大適應性，這是一種生活的修行態度。如果每個人能夠認分的感受生命的每個當下，從中去體會箇中的道理，將此視為是一種修行的必經過程，就不會有所抱怨，便可以擁有正面的能量，去經歷一次又一次的人生考驗。

　　試想，銀樅花精為眾人帶來的這種生活態度，無非是希望：當我們在遇到各種生活中的不順遂時，都應該要放下過程的情緒造作，以及固有的行為模式。

　　此花精能夠帶給我們過人的意志力，去看待並享受磨難背後所帶來的警示及自我的盲點。當我們需要此花精的能量時，意味著：我們長久以來，看不見自我的真正問題，只是周而復始地去重複錯的思惟，而去怨懟。

【適用狀況】

- ・意志薄弱及錙銖必較，心量不夠廣大者。
- ・需要大格局去面對、提升自我時。
- ・缺少為他人付出的行動力者。

【達成目標】

　　使人能夠重新開始，並願意付出為己為人的自我內省力量，勇往直前，不畏艱難。

27 鈴蘭 Bell Orchid

【全頻訊息】

以沉穩的能量特質，為眾人帶來面對生活的能力，以及待人處事的真正智慧，砥礪自我，幫助眾人。

【能量說明】

鈴蘭花精可以協助我們，透過自省去看見個人的不足；以及自身在個人的處事原則中，是否因為不夠柔軟而常常傷了別人，也讓自己陷入許多的紛擾當中。往往許多人會以自我很狹隘的想法，去看待周遭很多的人、事、物，而讓許多的紛擾影響了自己；正因為不能夠分辨、釐清問題的癥結，常讓自我陷入此困境。所以，當我們正經歷這樣的人生階段時，就需要此花精來調整自己。

我們常忽略了在生活中去觀照自我，去看見自身真正的需求是什麼，只是一味盲從地去追求自以為對的生活，而導致身心分離，人生陷入一片紊亂。此時應該靜下心來，好好去思考：究竟自己的人生目標是什麼？並且誠實地看待個人真正的問題，重新去調整、適應目前的生活，讓自己重新出發，站在對的生命道路上。此時鈴蘭花精就可以帶來穩定的內在力量，讓個人去迎接嶄新的生活。

如何在基本的社會國家規範之下，去權衡、思惟每一件事情，而且有智慧地去處理、面對，這是需要學習，以及需要相當的智慧。有道是：做事容易做人難。在人情事故的進退以及拿捏的準則，是一種修行，也是一門藝術，更是人生必經的道路。此花精帶來讓眾人可以去面對及解決的處事能力，並且找到自我的生存之道。

【適用狀況】

· 人際、親子關係疏離時。
· 有溝通表達障礙者。

・無法適應及接受所處環境，而沒有抗壓性時。

・因過往的生命事件，對任何人都無法敞開心去相處時。

【達成目標】

　　讓我們能夠依循在特定的規範上，重新調整個人的人生定位，並帶來規律的生活，肯定自我。

28 罌粟花 Poppy

【全頻訊息】

透過啟動心輪，帶來覺醒及面對自我的生命勇氣，讓人生走向光明。

【能量說明】

以增強心靈層面的能量，透過自覺，幫助我們面對困境，找到生命的出口，並帶來自我重生的能力。罌粟花花精所帶來的治療能量，能協助靈性層面上易於耽溺在某些人、事、物及有成癮性格者，透過覺醒，生命會因此得到重生，有助於改善沉溺的心靈。藉由靈性上的提升，去看見自己的真正問題，而確立個人的生命方向，走在正確的靈性道路上。

當個人無法面對自我的真正問題，也許因為過往的生命事件，讓自己恐懼面對死亡。當面對死亡的陰影，或在死亡事件中受到驚嚇時，罌粟花的花精能量，可以透過原諒自己，以及原諒任何傷害我們的人、事、物，為我們注入新生命。此花精能治療因為死亡帶來的心靈缺口，並協助人們接受生命的轉換，讓靈性因此覺醒。

罌粟花花精可以療癒個人靈魂深處的恐懼，及治療內心深處的罪惡感等負面心理狀態。在肯定自我生命內在後，去面對個人最深層的負面情緒，重新看待自己的人生，讓靈性得以提升，從中體悟生命。

【適用狀況】

- 對自我無法肯定時。
- 有強烈罪惡感者。
- 對死亡有恐懼時。
- 具有對人、事、物成癮性格者，希望為自我帶來重生時。

【達成目標】

擁有穩定生命自覺的勇氣，接受自我，並帶來內心的平靜，讓靈魂得以安定。

◆ *Memo*

究竟是什麼樣的生命狀態，會讓一個人想要透過重生，讓生命重新來過？是一種內在深層情緒的糾結——憤怒、罪惡感，亦或是無法了悟自我存在的困惑？ Dobeya 就是很典型的此類糾結的罌粟花類型。

「什麼？這一切都是『shit』！為什麼要照著他們的意思去做？我們只要跟著自己的感覺去生活就好，必須把情緒都釋放出來！」這是 Dobeya 最常告訴別人的。

從小在父親暴力的管教下，很年輕的 Dobeya 就進入婚姻，但是也在孩子還很小的時候，就結束了第一段婚姻。從事高科技工作的她，身兼數職，獨立扶養孩子，也在生命的轉變之下，去面對自我靈性課題。因此在進入第二段婚姻後，完全投入靈性工作。

Dobeya 總是能讓他人對她敞開心房去做自己，並且在療癒他人的同時，又很開放性的接受所有一切。因為在他們的內心深層，都有著罌粟花想要療癒他人的特質。

罌粟花深層的憤怒情緒，源自於內在的罪惡感，是一種對自我深層譴責、無法原諒的生命印記，也往往因此特別能對別人寬容，也是一種生命最底層的情感連結。也因此，罌粟花在療癒面對死亡的傷痛，最能夠觸動人心，在接受面對死亡的恐懼後帶來重生。

29 七里香 Orange Jasmine

【全頻訊息】

透過清明的決斷力，提升生活的視野，協助個人堅毅地走在人生道路上。

【能量說明】

七里香花精可以為我們帶來正面的果斷力，開闊個人的視野，並坦然面對，承擔個人的責任。當人生處在低潮的階段時，七里香的能量可以協助自我，面對考驗並帶來自信。

在面臨人生抉擇和生命巨大起伏時，此花精能為我們帶來決斷力，讓個人在處事上更有彈性，去適應環境，並果斷地解決問題，以及提升個人的視野。當家庭、事業面臨巨大轉變時，可藉由七里香花精，讓我們擴大自身的能量，去面對所有的改變，重新調整自我，迎接嶄新的人生。

當在團體中無法展現個人的長才時，必須去改變自我的想法及待人處世的態度，就能在人際關係上怡然自得。七里香其能屈能伸的特質，就可以協助我們去適應和面對。當優柔寡斷、常處在負面情緒時，在此時使用七里香花精，能讓自己更自在，在人生的各個階段皆處之泰然。

【適用狀況】

- 個性懦弱、無法自我發言時。
- 人生中沒有生活重心者。
- 遇到問題沒有辦法冷靜思考時。
- 生活在過去、不能面對現實者。

【達成目標】

擁有明辨是非的大氣魄、面對自我黑暗面的勇氣、堅定的生活信念。

◆ *Memo*

　　擁有七里香特質的人，往往會給人專斷獨行、有多重人格等印象，因為這樣的人個性較為活潑，很容易適應環境，在環境中，很迅速地找到自己的定位，並且將自己的能力發揮出來。

　　七里香總是能夠將自身抽離，去面對個人所處的困境，這樣的形式作風，源自於七里香獨斷的能量特質。

　　據說七里香花神下凡人間，為當時的國家平息了一場國與國之間的戰事，博得了當時國王的讚賞，而將公主許配給了七里香花神，但是也讓當時七里香連續三年都開不出花來。最後是在七里香花神展現其睿智的決斷力，才讓國王收回了成命。

　　我認識的一位朋友 Charlotte，就有這樣的特質，她曾經對我說：「我從小到大，都是人家來拜託我替他做決定呢！」

　　七里香帶來擴大自身的能量，能夠協助我們：在面對各種人生低潮時，都應該跳脫既定的框架去思惟，並找出真正的問題。當重新調整自己，去接受生命所給予的試煉，也就能拓展自我的人生視野。

　　Charlotte 就是很典型七里香特質的人，讓周遭的朋友都能感受到他果斷處事的大氣魄。也因此 Charlotte 總是有好人緣，好像天大的事來到他的身邊，都能輕而易舉的被解決，這就是七里香的特質。

　　所以，當我們有無法面對的人事物時，不妨讓七里香植物的能量陪伴著自己，並帶來面對的決斷力。

30 秋海棠 Begonia

【全頻訊息】

　　帶來鍥而不捨的向上能量，協助面對人生的各種挑戰，讓生命能量源源不絕。

【能量說明】

　　當無法面對自己，對人生感到失望，不知如何面對生活時，這意味著：我們應該重新審視自我。秋海棠可以協助個人，坦然面對人生，重新看見希望。秋海棠帶來願意為他人付出的精神，是一股來自內在的強大力量，幫助個人連結高我，帶來向上的關懷能量。

　　在面對各種考驗時，秋海棠能為我們點燃希望、重拾信心，接受來自上天無私的愛。當個人對生活有所抱怨，此時必須停止對自我和他人的苛責，讓秋海棠為我們帶來堅定的信念，及釋放不安的情緒；透過展現自我的生命力，去接受自己的不完美，達成人生的目標。在無法面對人群、不能相信自我內在時，讓自己重新回歸內在，接受來自他人的關懷，為人生帶來新希望。

【適用狀況】

　　・自己沒有信心者。
　　・對人生失去希望時。
　　・無法擺脫過往的生活包袱者。
　　・需要重新出發、有新生活時。
　　・因過往的傷痛，對上天失去信心者。

【達成目標】

　　帶來眾人的祝福，重拾對自我的信心以及對他人的貢獻，連結來自上天的關懷。

◆ *Memo*

　　秋海棠曾被譽為靈性界的紫光之花，這源自於秋海棠的傳說，是有關來自天上的一位相當有智慧的仙子下凡度化世間的故事。透過生活中所處的各種艱困的環境，現身說法，讓眾人了解生命的意義，並因此了解：真正的智慧展現，必須藉由內化後自省的昇華。經過這種生命底層的試煉，才能夠向上提升，並展現靈性的紫光。這就是秋海棠。

　　我常會說，如果想要打開人際關係，就要用秋海棠，或多和秋海棠特質的人相處、學習。

　　我朋友中的秋海棠是個男生，他的名字叫 Carey。在我眼中，他是個生活中的修行者，他的意志力很強，只要他決定要做的事、要走的路，他就會突破萬難地去做到，因為他很相信，只要堅持下去，就一定有希望。

　　秋海棠所帶來的希望能量，是來自於對上天的信任與接受，正意味著：在任何時候，當我們面臨各種挑戰與困難，必須要能接受「這完全是上天對我們的試煉」。

　　秋海棠會為我們帶來上天的關懷，不管我們目前擁有什麼樣的身分、工作、環境，以及形象，這一切只是一種表象，是要讓我們藉此去學習和成長。也許有很多人因此而迷失、徬徨、不知所措，此時要記起秋海棠所帶來的希望能量，可以協助我們記起與上天的連結，讓我們看見希望。

　　Carey 還有一個最特別的地方，同時也是秋海棠特質的人所共有的特色，那就是：他們在宗教的領域裡，不論是佛教或基督教，甚至各種宗教裡，他們都可以稱得上是最佳的公關人才，因為他們永遠相信上天，也為人們帶來希望。即使是身處困境，他們也相信，這只是上天給他們這個階段的考驗，只要能夠突破現狀，未來就是一片的美好。

　　也因為他們的「相信」，也很認真的在傳遞他們對上天的「信任」、對人性的「相信」，因此，在人際關係上，他們都能經營得很好。

31 雪松 Cedar Tree

【全頻訊息】

以純淨無私的開創力，滋養枯竭的人生，為我們帶來平順的生活，協助回歸寧靜。

【能量說明】

雪松帶來連結宇宙生命源頭的能量，能夠淨化第六、七脈輪，以開啟靈性的向上力量，讓我們能在淨化後，找到生命的實相，是靈性修煉上重要的能量流。當無法肯定自我時，透過雪松，能夠帶來正確的方向，引領我們走在靈性的歸途，成為眾人生命中的一盞明燈。

雪松帶著於天地間千錘百鍊的能量，能為眾人帶來接受挫折的毅力與耐力，去適應各種環境。以穩固的生命特質，接受人生各階段的不同轉變，和出現在生命中的許多可能性；以敏銳的洞察力，看清問題的癥結，並帶著同理心去面對並解決問題。當內心感到空虛和沒有內在信仰時，透過雪松所承載的能量，可以豐富自我的內在，得到滋養與救贖，進入靈性世界去窺見自我，找到靈性本源。

當我們帶著困惑的心，無法肯定地走在靈性道路上時，就應該停下腳步，分辨來自內心深處的聲音，並連結個人的高我，去釐清自己真正的想法。此時，雪松就能夠協助我們向內尋求，讓自我能在靜定後，回到內在，並找到平衡點。

【適用狀況】

- 需要接受靈性淨化者。
- 身、心、靈需要統整時。
- 想要強化自我靈視力，以帶來決斷力者。
- 進行靜坐冥想時。
- 要穩定自身能量場者。

【達成目標】

以明確的生命態度，走在正確的人生道路上，指引眾人透過靈性上的修煉，找到究竟的解脫之道。

◆ *Memo*

雪松帶來向上的力量，是透過靈性的淨化，讓個人清楚生命的意義及方向，帶領眾人走向生命的依歸，是一種向內尋找自我的過程。

「人就應該要活得瀟灑，有天大的事情，我們都應該享受每個當下。」Domigo 這麼回答著。

「你難道就不擔心，接下來可能要面對接踵而來的麻煩事嗎？」Domigo 的朋友問道。

Domigo 面對排山倒海的公司事務，以及官司、金錢的糾紛，如果換成是別人，早就愁容滿面、呼天搶地的睡不著覺。但 Domigo 讓身邊的人都感受到他的沉著，有著個人內在的信仰，堅定地走在靈性道路上，即使碰到再大的生命事件，都不為所動，這就是 Domigo 的寫照。

這份回歸內在的寧靜，是雪松的特質。此份堅定的信念，源自宇宙生命源頭，教導眾人如何在生活的各種經歷中砥礪向上，藉此窺見自己的心念，並帶來處事的決斷力。

32 朱槿 Hibiscus

【全頻訊息】

以虛懷若谷的向上情操，為眾人帶來典範，並以剛柔並濟的特質去影響眾人。

【能量說明】

長久以來，朱槿就帶著服務眾人的精神，很願意為他人付出，並以奉獻大眾為己職；生性開朗向陽，很能夠激勵他人，總以正面的心態，去看待所發生的一切事情，總能在面對各種困難時否極泰來。這完全出自於他總是心存善念、懂得感恩，因此，當自身面臨生活的逼迫，而不得不為現實低頭，必須暫時放下個人所堅持的目標時，能以朱槿所帶來的能量，幫助自我度過低潮，並將此視為朝向個人目標所必經的考驗，也會因此讓阻力變成助力。

朱槿影響眾人的高尚情操，砥礪我們：當遇到各種艱難險境時，都不要忘失本性，必須堅定個人信念、守本分；並在依循社會道德的規範之下，健全自我的人格，就能俯仰不愧於天地，遇事逢凶化吉了。這就是朱槿所帶來對世人的影響。假使每個人都能將此勵志的生命態度奉為圭臬，就能找到安身立命之處。

朱槿為人向善，以謀求眾人的福祉為人生的首要目標，也因此能夠在現今的社會受到他人的敬重，並賦予重大的責任，因為個人願意奉獻的承擔力，而能獲得眾人的肯定。在我們總是抱怨不被重視、不受重用時，就可以透過朱槿，為生活帶來熱忱和「願意為他人付出」的人生態度。

【適用狀況】

- 想要確立生活目標和人生使命時。
- 整日抱怨、覺得不受到上天眷顧者。
- 希望從事公眾事務而力不從心時。

· 需要為眾人服務的工作者。

· 想要為他人付出的引領者。

【達成目標】

　　為眾人付出中肯定自我，帶來富足圓滿的人生，以堅定的人生目標，在利他中完成自利。

33 霍香薊 Flossflower

【全頻訊息】

以承接來自上天的神聖使命，為人生帶來新契機。透過轉化，讓生命重獲希望。

【能量說明】

霍香薊以無懼的生命態度，面對所有的人生挑戰，而因此展開新生命。當遇到無法解決的生命課題時，可以藉著霍香薊的大無畏能量，讓我們去找到真正的問題，並承擔屬於自我的人生使命，以無私的心念去面對一切。

當無法堅持自我生命信念，去達成個人目標時，必須要靜下心來，去檢視自己的心念：是否因為過往的挫折，讓自我怯步而無法前進？此時霍香薊的能量，能為個人帶來光明的指引，照亮內心的黑暗處，幫助我們以智慧之眼，為自我點亮心燈，並為眾人謀求最大的福祉。這是霍香薊所傳承的精神，讓自我能夠有智慧地斷除所有障礙，堅毅地走在個人的生命道路上。

在人生瀕臨危急的時期而陷入天人交戰時，必須以睿智的決斷力，去應對眼前的艱難困境。霍香薊就具有這樣的能量，能讓我們以靜定沉穩的內在實力，排除萬難，克服所有的問題。這種堅毅的信念，承載了來自宇宙強大的個人內在力量，是一份無畏懼的信念，為眾人帶來強而有力的後盾，讓我們擁有信心。

【適用狀況】

- 需要接受人生各階段的挑戰時。
- 不畏艱難地完成社會使命者。
- 因為退縮而無法達成人生目標時。
- 想要成為身心治療工作者。
- 需要克服自我內心的恐懼時。

【達成目標】

　　以沉穩的人格特質，展開人生的新局面，並以從容的生命態度，去開創新生活。

◆ *Memo*

　　霍香薊在歐洲被稱為是「戰士的神聖植物」。相傳出征的戰士都必須帶著霍香薊上戰場，能為戰士們帶來希望與勇氣。而霍香薊也成為戰神的標誌，象徵著無所畏懼，以及能為戰士們帶來穩定的力量。

　　Mavis 學的是室內設計，他雖然是個男生，但卻滿女性化的；也因為他陰柔的個性，而成為一位很棒的治療師；之後又成為室內設計師，將他的天賦完全展現出來，結合了靈性和現實，讓他的個人力量做了最適當的發揮。

　　剛遇到 Mavis 時，正是他人生中最失意的時候。他不但才剛出車禍，又逢失戀，不只要面對生理上的疼痛，還得面對心理上的傷痕。很多人如果遇到和他相同的情況時，恐怕就算不走向輕生一途，也難免自憐自艾；但 Mavis 可沒有讓自己這麼悲情，他反而更具有戰鬥力，用最大的勇氣去面對一切的變化，克服一切困境。

　　很長的時間以來，有太多人忘失了生存的意義，而失去了挑戰生活的動力，無法體會在困難中磨練鬥志、在失敗中學習成長，反而陷溺在生命的困頓中而無法超越，這是許多人必須效法霍香薊的地方。

　　霍香薊能視各種困境為邁向成功及成長的必經之路，以站在利他的角度，能不畏懼面對各種問題，這也是目前許多人需要積極培養的心態。當我們能夠站在不同的生命角度去面對人生課題時，會發現，我們時常是以自己的有限觀點去看待無限的世界，我們太常用自我的執念去為自己設限。如何讓自己生存的有價值、活的有意義，就必須不畏懼生活的考驗，而從中去體會與了解。

　　霍香薊不單是能協助我們無畏地達成個人的目標，也能為我們帶來較陰柔的女姓特質。如此一來，在面對各種問題時，就能夠以柔克剛、以退為進的，透過較堅韌柔軟的力量去處理生活周遭的事物。

　　因此，當我們被霍香薊召喚時，我們要去檢視自己的生活及處世的態度：是否自己常常過於擔憂？亦或是優柔寡斷、總是無法抉擇如何邁開步伐？或是自己的行事作風總是太過強硬而處處碰壁？是時候應該改變自己的想法和做事的方式了，讓霍香薊協助我們有所改變。

34 夏荷 Summer Lotus

【全頻訊息】
　　秉持無私、平靜的精神，堅持在自我的人生道路上，為生命注入新活力。

【能量說明】
　　在許多人的生命裡，常會因為各種困境，讓自己內心得不到平靜，陷入人生中的宿命漩渦裡，永無寧日地以各種方式，折磨著自己而不自知；也因此使得生活雜亂無章，以卑微的心態去藐視以及嘲笑著自我，不斷地抱怨，沒有尊嚴地生活著。這一切源自於自私的小我所造成的，殊不知，如果能夠敞開心去接納所有大化的安排，讓自身以無私奉獻的精神，為自我、眾人活著，那將會是人生最美好的生活方式。夏荷花精就能夠讓我們擁有這份能量，去適應以及接受自己，並讓自我以平常心去面對所有的改變。

　　無論我們身處何地、在任何時候，都要有顆清淨無染的心，去看待所發生在自身的問題，就能夠無所罣礙。但是這並不容易做得到。是個人太過執著，放不下、看不開，總是在人我是非的糾結裡自怨自艾。殊不知自己的所有遭遇，都是過往的生命設定，是自我召感而來的，並非他人加諸在我們身上的，也絕不是別人造成的不幸，而是個人造作而來的。因此，夏荷花精所承載的此份「使眾人得以清明」的能量，是能夠為眾人帶來的安定力量。

　　我們應該回到生命的本初去觀看自我，不要帶著傷痛走在扭曲的錯誤道路上，而頻頻回頭去舔著刀口上的蜜，誤以為那是種療癒的方式。

　　勇敢地放下過去，走向燦爛的未來吧！讓自己不再找藉口，躲在生命的暗處獨自哭泣，並暗自神傷。此時只要透過夏荷花精，為我們注入新生命，就能夠以喜悅的心，平靜地去接受自己，並且快樂地生活。

【適用狀況】
　　‧對事情斤斤計較者。

・總覺得內心不能平靜、無法靜下來時。

・整天無精打采，沒有生活目標者。

・不能接受個人的人生使命，而逃避面對現實者。

・人生處在低潮，走不出來時。

【達成目標】

　　帶來重新肯定自我的能力，和面對困境的平常心，以從容不變的處事原則，讓個人找到生命定位。

◆ *Memo*

　　Umi 從小就生長在佛教家庭裡，幾乎是在寺廟中長大的，從小茹素，身子骨也特別單薄，體弱多病。正因為如此，父母總是四處求神拜佛，希望對 Umi 有幫助，讓她平安長大。

　　從小 Umi 就相當敏感纖細，總是有許多生命中不可思議的際遇。記得在他四、五歲時，有一次在荷花湖畔差點失足溺水的經驗，讓父母覺得，一定是觀音大士救了 Umi，也讓她與寺廟結下了不解之緣。

　　Umi 的父母總認為，她是屬於上天的，也因此認定了她應該會出家，走上修行的道路。在 Umi 內心中，總覺得自己和別人特別不一樣，常常有種能穿越宇宙空間、讓意識之流自由來去的強烈感受，因此讓 Umi 開始了往後不同的修行道路，以及有了不同的生活模式。

　　「我就是知道接下來應該如何走下去、會發生什麼事情，一切就交給上天去安排。」這是 Umi 最常說的一句話。每每碰到生命重大的抉擇，Umi 就會順著能量流，把自己交給大化去安排。

　　在意識之流中，Umi 特別的敞開，總是能夠很快地聚焦以及體悟。但也因為如此，讓她在物質層面上特別的不流暢。她總認為，說話是多餘的，透過意識之流是多麼方便及能夠心領神會的，語言有時候反而局限了真正的意義。也因此，很多時候，Umi 會在人群中顯得格格不入。但也因為夏荷其平靜、能隨時向內觀看的特質，並沒有因為這樣，讓 Umi 帶來太多的困擾。其不慍不惱的特質，是許多人對於 Umi 的印象：總是不與他人爭辯，碰到任何困境，總是帶著感恩的心去面對。也因此能逢凶化吉、遇事呈祥。

　　就是因為生命中經歷過太多特殊的神祕事件，Umi 的父母就不再堅持及強迫她，必須依循宗教的修行方式在寺廟出家，反而支持她學習靈性的各種課程，去運用自己的方式，圓滿個人此生的使命。這就是夏荷。

35 紅栗樹 Red Chestnut

【全頻訊息】

以寬容、平等、無私的精神，協助靈性得以在生命洪流中提升向上，並朝向圓滿及穩定的人生方向。

【能量說明】

紅栗樹花精能以大無畏的能量特質，幫助個人去面對別人加諸在自身的許多莫須有的責任，讓我們清楚地去看見及了解真正的問題根源；讓我們重新檢視自己：是否長久以來都重複發生一樣的事件，而沒有真的認清現實、有所領悟？

而此大士花精可以讓眾人清楚知道，所有事情發生的背後，對每個人來說，都有其特殊的意義，也是一種人生的學習。讓我們得以更寬容地去看待各種生命階段，並帶著感恩的心去祝福彼此。

在人生當中，碰到許多不公不義、被不平等對待時，這也就表示，我們必須要重新去思考自己的人生態度。在對錯與問題的解決上，是否不夠謹慎、太過理想化？往往把許多事情想的太簡單，一味的相信人性本善，而忽略了生而為人的處事原則，蒙蔽了心智，才導致類似的事件不斷地在生命中上演。其事情的背後，真正要為我們帶來的是：如何以平等、無私的大智慧，去面對此人生課題。這是需要大魄力及相當的睿智去處理的。

紅栗樹花精所帶來的寬容、平等、無私的精神，是讓眾人可以在生活中清楚分辨慈悲與寬容的界限，以及：所謂的真平等，包括了自身許多層面的考量。設身處地為眾人謀求最大利益，如此的無私，才能使生命流更順暢無礙，而臻至圓滿。

是否常覺得自己總是被害者？亦或是，總感覺被不公平的對待？這意味著：在生命中，有需要自我去學習以及無法面對的問題。

【適用狀況】

- ‧因過往的生命事件，導致對人生及大環境失去信心，無法信任任何人時。
- ‧心中懷者「無法原諒他人」的傷痛，而走不出來時。

【達成目標】

　　能以穩定的內在力量，讓自己更有毅力以及信心，去面對人生，並堅定地走在自我的靈性道路上。

◆ *Memo*

　　「生命源自於個人自我內在的一份堅持，無論經歷什麼樣的生命事件，皆來自於自我。帶著感恩、喜悅的心，就能夠到達彼岸。」這是紅栗樹特質的人會有的人生理念。

　　「是啊！怎麼會這樣，真的！我們都很替你感到惋惜。事情的發展至此，是否應該試著去接受，是什麼樣的生命連結，讓我們今天會碰到這些事？你要知道，任何事情的發生，都源自於自我內在。靜下心來，回到源頭看清楚。」Sarena 這麼告訴遇到困境的好友。

　　Sarena 總是如此地開導著他人。喜歡探究靈性，接觸深入各種生命議題；常常參加各類的身心靈課程，總有自己獨到的見解；也透過各種學習，將自己深刻的體會，去幫助身邊周遭的朋友。

　　Sarena 就像一位靈性導師般，會和周圍的人分享自我生命經驗的感悟。就是這種無私，以及能夠協助眾人去看清楚事情發生背後的真正原因，讓紅栗樹能有如此的睿智，去面對、處理人生的課題，也以眾人最大的利益去謀求整體的發展。這是紅栗樹為人處事的原則。

36 波斯菊 Cosmos

【全頻訊息】

帶來奉獻、服務眾人的高尚情操,以圓融的處世態度面對人生。

【能量說明】

當我們身處困境、無法面對問題時,可透過波斯菊的能量,幫助我們坦然的面對,並透過智慧,順利解決問題。當無法和他人溝通、相處時,讓波斯菊帶來轉化的能量,協助我們學習:願意為眾人犧牲奉獻,帶著感謝以及祝福,只是付出,不求回報。藉此協助個人提升。

當我們處在困惑、常感到沮喪時,波斯菊可以協助自我與上天連結,視一切的困境是上天所給予的考驗,接受現實,並相信未來是美好的,讓我們因此得到重生。

波斯菊能為生命帶來的不只是一份希望,還能讓眾人相信,這是上天給予最好的試煉。藉由服務他人,透過面對問題的睿智,讓生命更美好。

波斯菊具有很好的溝通表達能力,其圓融的處世態度,總是能夠順利解決各種困難。當身陷困境,無法自處又無法辯解時,可讓波斯菊的能量為我們帶來面對的勇氣,並接受:這是大化所帶來的考驗。

【適用狀況】

· 處事不夠圓融,做事不夠嚴謹者。
· 長久受到欺壓,而無法辯解時。
· 身處囹圄,對人生失去信心時。
· 與他人相處,總是無法敞開心胸時。
· 想要確定個人的生命方向者。
· 在生活中常感到不確定感時。

【達成目標】

以開闊的生命視野，面對人生各種困境，透過面對的勇氣，為人生帶來希望。

◆ *Memo*

波斯菊總是能夠帶給人一種很溫暖的感受，和他們相處起來，特別沒有壓力，因為波斯菊很懂得與他人的相處之道。這主要是來自於他們的包容力，並不會因為任何因素而改變自己待人處事的原則，也總是能在幫助別人時，讓別人感覺很舒服、沒有任何的勉強。

Dylan 是南部的孩子，現在還在讀大學，個性有點害羞，但他卻是個不折不扣具備了波斯菊特質的大男孩。怎麼說呢？

一般時候的 Dylan 是安靜、害羞的，但如果需要他表達的時候，他又能夠侃侃而談。和他熟一點的朋友都知道，Dylan 雖然平時很安靜，但不代表他沒有主見、沒有想法，他的安靜只是因為，他經常審視自己的生命。

他還有一個很大的特色就是：他能夠勇於面對自己的缺點，且誠心地尋找改變的方法。

「我覺得我經常會不知所措，我該怎麼辦呢？」

「當我害怕時，我可以怎麼克服呢？」

……

他總會將自己的問題拿出來，和他信任的人討論，希望找到解決的方法，最終的目的就是要能戰勝自己，讓自己的視野和人生更寬廣。

Dylan 的直心每每讓我感動，但也因為他的直心，在現實社會中常受到傷害。但他總不以為忤，就像在植物界中的波斯菊，總能帶著難能可貴的直心，在人世間貢獻自己的所長，運用智慧及圓融的處事態度面對問題。他恰如其分地處理身邊大小事務，其速度之快，常常讓人瞠目結舌，因而博得眾人的喜愛。

當我們總是陷溺在人我是非中時，就應該帶著波斯菊的能量，去面對所有的關係，協助自己在所處的環境中，建立良好的人際關係，也因此能開拓個人的視野。

37 長春藤 Ivy

【全頻訊息】

帶來平和穩定的向上力量，協助眾人面對生活的挑戰，為我們帶來新生活。

【能量說明】

當沒有生活目標和否定自我價值時，長春藤能帶來穩定的力量，幫助我們，在人生的各個階段，都能坦然接受。長春藤的植物能量能夠協助個人，探求生命意義、洞察事物本質，進而朝向靈性的學習。

在人生需要做重大抉擇時，代表著需要讓自己穩定下來。長春藤帶來的強大生命毅力，能讓自己定下心來，去面對各種困境。其柔軟的生命特質，具有穩定的持續力，在許多事情的處理上，能因此得到解決；並協助我們發揮特長，展現個人才能，肯定面對個人內在的能力。

長春藤讓我們能在靈性的追求中，找到個人的興趣，發揮個人特有的專注力，並貢獻自己的才能，以特有的生活哲學，去享受生活樂趣。

【適用狀況】

· 需要統整個人的生活時。
· 需要穩定的內在力量，帶來面對困難的勇氣者。
· 需要轉換工作職場者。
· 無法靜下心去處理事情時。

【達成目標】

以專注的內在力量，持續穩定地朝向人生目標前進，為個人帶來成功。

◆ *Memo*

　　Tony 在公家機關工作，他的個性活潑開朗，十分受到同事、朋友的喜歡，業餘他還從事砭石療法的研究，出過一、兩本書，可以稱得上是個才子。但他很謙虛，不管是在工作上，或是在業餘的領域裡，只要有人有問題請教他，他一定傾囊相授，一點架子也沒有，大家都很喜歡親近他。

　　他做事特立獨行，不太容易受人影響，一旦他決定的事，幾乎沒有人可以改變他。有一回，我和他聊到，如果有一天他退休後，或許可以發展他的第二專長，也就是砭石療法，鼓勵他到大陸去考個學校，在這方面繼續鑽研。

　　對我的提議，他沒有思考多久就同意了，我就請了熟識的教授替他寫了推薦函，兩個人一起去了大陸。不料才剛到黑龍江，他在看過學校、聽過介紹後，仔細評估了一個晚上，便決定打道回府。為什麼？因為他考慮了經濟和時間成本，更因為這並不是當下他必須立刻執行的事。

　　這就是 Tony，永遠知道自己要什麼，下一步要做什麼，對每一件事都要經過很審慎的評估，這就像長春藤的特質：穩定、謹慎。在 Tony 的身上，你看不到太大的情緒起伏。有人會說他很豁達，也有人會說他太過冷靜，但無論如何，他就是能夠很快樂地工作，同時享受工作為他帶來的快樂。

　　擁有長春藤特質的人，會用所有精力去完成個人想做的事情，就像 Tony 研究砭石療法一樣，他可以一下班回家，就待在書房裡仔細地研究所有相關文獻，幾乎到了廢寢忘食的地步。而他這麼努力，為的卻不是功成名就，而是一種興趣，和一種使命感。

　　許多人對長春藤的印象就是穩定、沉著、對事物有探究的心，也善於思考，很清楚自己的人生目標，面對生活的各種挑戰，都能因為穩定的向上力量而坦然地去接受。

38 岩蘭草 Vetiver

【全頻訊息】

帶來屹立不搖的向下扎根能量，藉此穩定自我內在，並帶來行動力。

【能量說明】

當意識到自我無法平靜時，就要去檢視個人的身、心、靈，是否長時間處在身心分離的狀況中？必須去看清楚最主要的真正問題。岩蘭草能協助我們，去看見身心連結上的失衡，藉由連結宇宙的能量，讓自己回歸自然。

岩蘭草可以協助我們透過觀看自我，去檢視個人，帶來療癒內心的能量。在生活中常感到孤單、對他人有疏離感時，岩蘭草能帶來當下的力量，讓我們能夠接受現實，去面對生活考驗，為生活帶來實質的改變，讓自己回歸內在。

當想要回歸內在的平靜時，可以讓岩蘭草根植於大地的穩定能量，去消除身心的能量阻塞，讓氣場能量流動，淨化內在，讓自我回到靈性的本源。當內在能量失衡時，岩蘭草能協助個人回到宇宙的能量場上，重新啟動生命的能量，帶來向下扎根的穩定力。

當生活處在不安、紊亂的時候，需要去療癒來自原生家庭在愛的方面的失衡能量。此時岩蘭草可以改善親子間愛的凝滯，重新找回家庭的溫暖，藉此穩定個人的力量，找回生活的平靜。

岩蘭草帶來解決問題的行動力，幫助我們去適應各種環境，以堅定的意志力，去面對所有的困境。透過岩蘭草帶來的穩固力量、落實的執行力，協助我們去完成各項計畫，讓想法落實。

【適用狀況】

- 需要調整身心狀況時。
- 想法需要落實，具有執行力時。
- 內心總有無名的擔憂，無法正常生活者。

・不清楚個人人生目標者。

・整日渾渾噩噩渡日者。

【達成目標】

　　以內聚的衡定力，為個人帶來平和的生活以及務實的實踐力，協助眾人完成使命。

39 牡丹 White Peony

【全頻訊息】

帶來療癒女性內在的能量及其韌性，透過創造力，豐富自我人生。

【能量說明】

因為女性能量失衡，導致對生命感到枯竭，造成性格上的矛盾與壓抑時，牡丹花精能讓我們增加內在女性面的核心力量，化解內在女性能量的衝突，並改善因女性能量的不平衡而無法面對的人、事、物等問題。當女性意識層面被壓抑及受到創傷，而無法面對生活、家庭、事業的挫折時，白牡丹花精能協助我們，在接受後，得到更大的生命力量以及面對的能力。

當一個人在生活上有許多問題產生時，意味著需要有所改變。尤其在性格上，需要變得更柔軟有彈性，以及必須強化內在的女性面時，就能讓身心得到穩定，並有助於改善衝突。此花精能量可以幫助我們，去平衡和解決性格上的對立，讓自己處事更為圓融。

當自我感到沒有活力以及有重大的生命撞擊時，可以使用牡丹花精的女性能量，協助我們面對生活上的問題，並穩固生活的軸心。

【適用狀況】

· 常與人發生衝突而不知道真正問題者。
· 需要強化內在女性力量時。
· 有生育困難及不孕者。
· 需要寫作而沒有創造力及靈感時。

【達成目標】

以強大的女性內在能量，為我們帶來生命力，以堅忍的毅力面對人生。

◆ *Memo*

　牡丹象徵著富貴與包容的特質，也代表著富足與圓滿。具有牡丹特質的人，通常讓人感到很溫暖，其穩定的內在能量，也總是讓人感覺特別。

　Dorana 從小就很懂事，從來不讓父母擔心，儘管家境很清苦，她總是微笑面對生活的各種考驗。照顧弟妹和姊姊，她早就很習慣了。姊姊身為長女，從小就受到長輩的關愛，也因此比較驕縱，所以 Dorana 從小就像大姊一樣，照顧所有兄弟姊妹，也因此讓她特別早熟。

　在 Dorana 很小的時候，就很清楚生活是很殘酷的。父親經常不在，媽媽必須工作，因此照顧兄弟姊妹的事情就會落在她的身上，不管再忙再累，總是讓人感覺放心。

　Dorana 從小就展現了牡丹的特質，據說 Dorana 從小就愛牡丹，也喜歡種花。在大學畢業後，Dorana 就靠自己的能力經營一家花店，展現其穩定的實力。不管工作再繁忙，她總是一副氣定神閒、不疾不徐，讓旁人總以為，她成功的事業一定是來自於顯赫的家庭背景。其實這就是牡丹的特質，因為她的包容與穩定，能為自己帶來富足的人生。

　牡丹所擁有的強韌女性特質，能為內在帶來龐大的穩定女性力量。不管是男性女性，向下的扎根能量，能讓我們清楚地去釐清所有事物真正的本質。這也就是為什麼牡丹能為眾人帶來富足與圓滿。

40 蘭花 Orchid

【全頻訊息】

連結高我，在靈性的提升中，為眾人帶來希望，及穩定自我內在。

【能量說明】

蘭花花精能讓我們在神性中連結高我，重新找回內在的穩定力，帶來承擔與面對的能力，讓自我在靈性提升後，化解所有的問題，藉此落實個人的生命智慧。當處在困境，無法接受及面對時，可藉由蘭花花精的能量，協助我們透過智慧，圓融化解所有的問題，讓自己沉靜下來後，去喚起個人的自我療癒力，並帶來面對及解決事情的穩定力。

當身心能量嚴重失衡，而無法分辨事情的對錯時，許多人會以否定自我、逃避的方式去面對生活。蘭花花精能讓個人以智慧化解，並去勇於面對生命，藉由和高我連結，而了解個人的使命，並肯定自我。此時也代表著，我們需要提升個人的靈性層面。

生活中出現困境而感到失落時，可以透過此花精，讓我們活在當下，並藉此磨練、砥礪自己。藉由面對生活上各種問題，再透過智慧去看見事情的核心問題，做出明智的抉擇，並找到個人的生命方向。因此，當疾病反覆、不易治療，而生活一片混亂時，此蘭花花精能夠在協助完成內在的連結後，為個人帶來無限的自癒力，並為我們帶來希望，達成目標。

【適用狀況】

· 對生活感到迷惘時。

· 無法肯定與高我和神性連結時。

· 常有反覆的身心問題者。

· 有嚴重的情緒問題困擾自身時。

【達成目標】

透過高頻的神性能量，協助個人面對困境，並帶來積極的生活態度，勇敢地走在自我的人生道路上。

◆ *Memo*

蘭花的尊貴，象徵著每個人的靈性。人總在物質與靈性之間擺盪著，應該要如何平衡於兩者之間，也常常讓許多人非常迷惘，也一直是很多人的人生課題。

我對 Sabina 的第一印象就是貴氣。

她說，她原本是無神論者，但在一次大病癒後，她開始接觸宗教活動，不料從此就開始了她的信仰之路。她的轉變對很多人來說，幾乎是一件極端不可思議的事，因為之前的她是那麼地物欲、時尚，即使是她的多年好友也沒有人相信，她會變成如今清心寡欲、無欲無求的人。

「與神性連結」對大多數的人來說是很困難的，畢竟在接受個人信仰的同時，要了解神性的靈性層面，是需要相當大的悟性，也必須要有機緣。就像 Sabina 一樣，其極端的改變，對旁人來說，是無法理解的。

畢竟許多人是在遇見了很大的生命撞擊，才開始會去思考生命的課題，以及去追尋靈性的學習。就好像許多的修行者一樣，在經歷了許多生命事件後，讓自己朝向神性的追求，一起達到真正修行最終的目標——解脫——是一樣的。

也因為 Sabina 自己的生命歷程，從時尚新潮的無神論者，到信仰虔誠的人，她開始將自己經歷的分享給大家，讓許多人能夠重新審視自己的生命，回歸最純淨的心靈層面。

蘭花能夠帶來平衡身心失衡的能量，讓我們在生活的困頓中，還保有神性的清明覺察力，在穩定中帶來承擔與面對的能力，並為我們帶來希望。

41 馬拉巴利 Malabar Chestnut

【全頻訊息】

帶來清澈敏銳的洞察力，以及清明的遠見和穩定的生命能量源，協助個人身心靈的平衡與靈性的覺知。

【能量說明】

馬拉巴利所連結的是一種宇宙的平穩能量，建構在有秩序的能量軌道上，支撐著整個能量脈絡結構，象徵我們個人內在的精神能量秩序，是一種穩定有如磐石的生命基礎。有了這份基石，就容易讓自我靈性能量得以依循，並找到修煉與提升的方向，是目前此紊亂的靈性能量場上很需要的一份力量。

現今極度物欲化的社會，導致許多人，在靈性能量場上，常常一不小心，就會因為各種的靈性能量相互碰撞，而開啟了自我的靈性本能，但常常不知如何去和高我做連結與其共處，而導致身心有許多失衡現象。這是因為，個人的這份靈性本源不夠穩定，還有對靈性層面無從了解，因此就容易迷失在相關靈性的知識洪流裡，追求著以為究竟的精神信仰，而無法將它內化成為個人的修持，及了悟這是一種生命本源的內在力量。

目前有很多的靈能者和通靈人士，就因為缺乏此種內在的穩定能力，而受到許多外來能量的干擾，導致身心失衡，也不知道如何面對及解決這些困擾，因此衍生出許多靈性疾病和心身症。

我們有很長的時間無法和高我連結，也無法去體會靈性世界的氛圍，因此阻斷了靈性修煉的管道。馬拉巴利就能帶來這股力量，協助眾人正確地走在靈性道路上；更記起個人靈性修持的過程，把過去的記憶通通找回來。

我們有很長的時間忘了如何打開自我溝通的這扇門，一個通向靈性道路之門。馬拉巴利所傳承的此份精神，將為我們的人生解開靈性的束縛，協助眾人找到自信之家。

馬拉巴利花精是許多人靈性上需要的重要力量。當我們處在靈性修行的十

字路口，亦或是無法分辨靈性能量場的紛擾，無法控制個人的自我靈能時，我們就需要此大士花精的能量，讓我們靈能得以穩定，找到對的方式共處，以及面對自我的靈性課題。讓我們找到自我的修行方式，開啟個人的靈力，以及提升自我的靈性能力。

【適用狀況】

· 各種通靈體質者。
· 靈能紊亂、無法控制時。
· 恐懼及無法接受擁有通靈能力者。

【達成目標】

透過覺察與學習，完成自我的靈性課題，並找到適合個人的靈性修行方式，面對及走在靈性的正道上。

◆ *Memo*

直覺的洞察力是眾人皆有的能力，只不過因為身心靈能量的降頻，讓許多人切斷了這份連結與感知。就好像馬拉巴利到處可見，它是這麼地平凡而存在著，讓許多人無視於它的存在，就好像我們的直覺一樣。

「我就是知道，我自己應該怎麼去面對接下來所發生的事，這些事情在很久以前我就預知了。」擁有馬拉巴利特質的人，總是比別人更敏銳，直覺力更強。

Loresa 從小就很敏感，但也因此別人會害怕她所說出來的話。生活中接二連三的直覺事件，讓她因此而感到困擾。還好在一次的偶然中認識了 Lisa，Lisa 也和 Loresa 一樣相當有直覺，甚至在面對處理這些直覺的感受上，有長久的個人經驗，也學會了如何分辨這些直覺的訊息。

因此，Loresa 藉此學會了接受自己。在知道自己擁有馬拉巴利的能量特質中，慢慢了解應該如何穩定自己的能量；透過和高我的連結，讓自己身心靈平衡，並將此份感知內化，成為個人修行的方式。

42 蓮花 Lotus

【全頻訊息】

　　透過高頻的能量，淨化身、心、靈，並協助靈性提升，找到個人的修行方式，回歸純淨的內在。

【能量說明】

　　蓮花可淨化低頻以及負面的能量，幫助我們正視靈性的真正問題根源，以及當愛的能量失衡時，看見覺得不被公平對待的部分。彌補不被平等關愛的感受，讓我們透過慈悲、平等的愛，得到解脫，回到純淨的內在。

　　蓮花花精能淨化靈魂，協助我們提升靈性，學習以寬容謙虛的態度去面對人生中的困境；釋放對自我以及他人的批判，讓個人學會以平等的愛去接受自己所有的一切；並了解，自卑和自傲的情緒，是來自於個人曾經不受到重視；同時，在淨化的能量中，放下對自己以及他人的批判。

　　蓮花花精的能量可以撫平我們內心的傷痛，以及釋放不好的情緒和想法。當我們在人生歷程中，因為過往的生命經驗，導致生活紊亂、無法平靜時，此花精可以幫助我們，在淨化之後，回到內在的生命源頭，並協助身、心、靈的能量平衡，讓我們以平衡的心去看待所有事物。

【適用狀況】

- ・需要被淨化時。
- ・內心受到干擾、無法平靜時。
- ・需要淨化空間，清除低頻能量時。
- ・需要平衡身、心、靈，內在需要穩定時。

【達成目標】

　　帶來穩定以及淨化的能量，並協助自我，回到平等的光與愛中，讓靈性得

以提升。

◆ *Memo*

　　擁有蓮花特質的人，給人的第一印象就是平靜。

　　我有個朋友是一間雜誌社的主編，剛開始認識她的時候，只知道她是個佛教徒，而且很擅於背誦經典，不管多長、多難的經典，她都能在很短的時間內熟背。她就像蓮花一樣，一直以來就和宗教脫不了關係，始終是宗教的代表花卉。

　　蓮花代表清淨，它能淨化人心、人的意念，使人回歸最純淨的本質。

　　我認識的這位，原本是一間公司的高階主管，公司給她很好的福利，有公司配給的車，也享有不錯的薪水，但她卻在工作了幾年後，突然向老闆遞出辭呈。

　　「我想去西藏朝聖。」這是她辭職的理由。

　　她一直以來就很崇尚靈性的層面，因此她的老闆對她的想法一點也不覺得驚訝，但老闆也沒有批准她的辭呈，反而對她說：

　　「如果妳真的對這方面有很崇高的意願，妳不但不應該辭職，反而還應該利用妳的職務之便，來幫助更多的人。」

　　這一席話讓她開了竅。後來，她果然辦了一間古代智慧學院，她想把古代流傳下來的《四書》、《五經》、《易經》等好的經典傳承下去。

　　我聽到這個消息的時候就了解：這真的是擁有蓮花特質的人才會做的決定。因為他們太在乎靈性的層面，只要能夠提升自己的靈性，就一定全力以赴。

　　其實，這完全就是蓮花特質的外顯。「出淤泥而不染」是眾人對蓮花既有的印象，人人都愛蓮花，是因為祂帶來生命純淨的芬芳，蓮花象徵著靈魂的純淨而沒有染污。

　　而我這位朋友也是一樣，即使是，她所居的位置已經是一人之下、萬人之上，她仍然是謙卑待人，完全沒有任何驕氣。

　　許多人喜愛蓮花，是因為祂能為我們帶來淨化，並帶走所有的痛苦與磨難。這也意味著：當自我陷入人生的泥沼中時，可以透過蓮花，讓我們帶來清澈的智慧，面對所有的困難，並協助我們在淨化後，回歸純淨的內在。

43 銀杏 Ginkgo

【全頻訊息】

　　以愛的療癒力,帶來向上提升的能量,協助我們回到本初。

【能量說明】

　　銀杏可以療癒深層傷痛以及自我無法面對的內在恐懼,處理長久無法釐清的情緒糾結。當個人有阻塞的負面能量時,銀杏能給予支持的力量,帶來讓我們能夠接受改變的能力,幫助眾人渡過生命低潮。在感覺到無法面對生活時,需要去正視:是否在身心上有過大的負擔,以及無法面對、處理問題?此時銀杏能協助我們,面對問題並帶來療癒,透過轉變,讓靈性得到提升。

　　在面對生活中各種考驗,而感到無法負荷時,就需要去療癒內心深層,從心去看待所有事情。銀杏能夠幫助我們解決和面對困境,釋放內心深層的情緒,並協助靈性得到提升。銀杏能夠在協助個人得到療癒的同時,為自我帶來對生命的韌性和承擔力,在支持他人的同時,也得以完成個人的人生使命。

　　在需要銀杏植物能量時,就代表我們有需要撫平的內心傷痛。可透過銀杏帶來療癒心輪的能量,並堅定生命信念,為人生帶來新氣象。

【適用狀況】

　　‧長久封閉心靈,無法開放自我者。
　　‧因為過往的傷痛,有長期生理問題者。
　　‧對生活沒有任何憧憬,無法開啟心輪時。

【達成目標】

　　在心輪的療癒中開創人生,並在光與愛中,找到新生命。

◆ *Memo*

Lisa 生長在一個不太和樂的家庭中，父親、母親的感情十分不睦，間接的，她也沒有享受到太多的家庭溫暖。不論她做什麼、做得再好，都不受到父母親的肯定，以至於她的心裡一直有很深的缺憾。

不過，這一點從她的外表是看不出來的，這完全是由於 Lisa 與生俱來就擁有銀杏的特質。

擁有銀杏特質的人很有耐心，也很有承擔力。Lisa 來我這裡上過幾次課，經常看到她很熱心的在幫助別人，但是，在她協助別人走出痛苦後，她卻自己一個人沉溺在痛苦中，無法自拔。為此，她自殺過好幾次。

有一次，她打算燒炭自殺，不料，炭燒盡了，她又緩緩地醒了過來，恍惚間，她似乎聽到一個聲音對她說：「妳的時間還沒有到，回去吧！」於是，她用盡力氣爬起來，打了電話求救，撿回了一條命。

大多數的時候，Lisa 是一個治療者的角色，因為她總能對別人受的苦感同身受；然而，由於她成長背景的關係，讓她的心輪是失衡的。這種失衡讓她害怕承擔、害怕做決定，一旦走不出心裡的傷痛時，她就會選擇逃避，永遠的逃避。

透過銀杏的療癒，她感到從小就失去的溫暖，同時也漸漸地找回自己的力量。她可以正常的上班、正常的與人互動，也有了多餘的能力能夠幫助別人；沒有人看得出來，她是個自殺很多次的人，更沒有人知道，她是個從小就被認為是個多餘的孩子。

銀杏帶來心輪強大的療癒力，協助療癒受傷的心靈。從銀杏植物本身也具有「對心臟有很好的作用」這種特性，就能知道祂為何擁有愛的療癒力。

銀杏就意味著，在生命的洪流中，我們應該保有的特質。當我們願意承擔、面對生命時，你就學會了如何面對自已的人生。

銀杏協助眾人釐清在心輪能量受阻的真正問題，也同時讓我們禁錮的心靈得以在「愛」的能量流動後，願意敞開心去面對生活；在生活的各種考驗中，去證實愛的療癒力，能使人撫平內心傷痛，協助眾人回到本初。

44 水仙 Narcissus

【全頻訊息】

　　帶來上天對自我的肯定能量，以坦然的心去接受及面對人生。

【能量說明】

　　水仙帶來看清事情真相的能力，協助個人平衡想法和現實之間的對立，幫助我們釐清問題的癥結和提升心智，以及帶來靈性的成長。在遇到重要的人生抉擇並需做出正確決定時，可以透過水仙協助我們帶來堅定的意志力，透過內在力量，走在生命道路上，完成人生的使命。

　　水仙擁有持續穩定的能量以及堅毅的韌性，讓自我在面對各種困境時，能夠透過縝密的思惟，去洞悉事情的真相，並以柔軟的謙遜態度，去化解所有的衝突。水仙為眾人帶來影響力，能因此協助個人完成神聖使命。

　　當生活中有許多事情無法順利完成時，就表示自我意識上出現了混亂，此時水仙花精能讓我們以特殊的直覺力，在事情真實的本質上帶來自我力量，讓個人順利面對解決所有的困難。同時水仙能在個人對自我無法肯定時，以平衡穩定的內在和堅定的意志力，展現個人、實現自我。

【適用狀況】

　　・生活上長久受到打壓時。

　　・習慣壓抑自我，不擅長表達者。

　　・需要重拾信心去面對人生時。

　　・個人意志薄弱，無法肯定自己時。

　　・內心無法平靜者。

【達成目標】

　　以堅定的個人力量，實現自我目標；以明確的人生信念，堅持生命方向。

◆ *Memo*

　　水仙特質的人不在乎外表的炫麗、甘於平凡地過生活，讓旁人不太能了解他們究竟想要的是什麼。一般時下的年輕人總是喜歡追求外在物質的享受，也羨慕許多公眾偶像的生活，但偏偏水仙特質的人，只在乎甘於平凡、過自己要的生活。

　　Livaya 就是這樣一個水仙特質的年輕男孩，從小就展現其繪畫的藝術天分，因為「個人喜歡」以及「投入的事物總是很專注」，不管是課業、興趣，從來不讓父母操心，從小就很有自己的想法，也很清楚長輩們要的是什麼，總能夠在自己的堅持下，平衡父母、師長對自己的要求。

　　水仙特質的人有其特殊的直覺力，以及纖細的內在能量，很早就知道如何展現個人的力量；也能夠在艱困的環境下蟄伏，等待機會，讓自己展露頭角。重要的是，必須回到個人的內在，開啟心輪。

　　水仙特質的人，會在受傷的情感中將自己封閉起來，不和外界聯繫，不願意讓旁人了解其內心世界，而選擇壓抑自己。因此，當我們無法展現自我力量、回到心輪去看清事情真相時，就可以透過水仙高頻的共振，協助自身回到生命最初的本源。

45 橙花 Orange Blossom

【全頻訊息】

　　帶來靈性的直覺力，平衡身、心、靈，使自我回歸內在的平靜，和帶來寧靜祥和的生活。

【能量說明】

　　橙花能協助我們，藉此連結高我的神性，擁有穩定身、心、靈的能量。當精神、物質層面感到不平衡時，橙花所帶來的植物能量，可以讓自我得到提升與淨化，去平衡物質與精神層次上的能量，為生活帶來和諧、穩定的力量。在情緒失控，常處在焦慮、不安的情緒時，可透過橙花帶來的療癒能量，讓我們得到平衡，協助自我跨越此情緒的鴻溝，回歸寧靜的內在。

　　橙花其柔軟堅毅的特性，能化解人與人之間的衝突，以其自我的敏銳感，能平衡個人的能量氣場，讓自己擁有洞悉事物的本能，以及穩固內在的力量。橙花所帶來的清澈能量，能協助靈性在淨化後，帶來身、心、靈平衡的覺察力，以平衡情緒。

　　當生活失序，對人生感到絕望時，此時可以藉由橙花，帶來連接宇宙靈性的能量，透過直覺，穩定內在力量，以堅毅的韌性去面對生活，讓我們回到宇宙的合一狀態。

【適用狀況】

- 有嚴重的情緒官能症者。
- 擁有直覺力，但內心恐懼時。
- 身、心、靈需要平衡時。
- 常感到焦慮不安，無法穩定內在者。

【達成目標】

在身、心、靈的淨心與提升中，為自我帶來面對生活的適應力，和穩定的內在。

◆ *Memo*

有人曾經問到：世間最美的是什麼？那就是「善」的種子所開出的花。

世間最美的，莫過於出自良善的心，去協助整體生命的提升，總是站在助人的心念去觀看自我內在。這份善的意念所結出的果實，就會是最甜的果實；所開的花，也會是最美的花。那就是橙花。

曾經有人這麼訴說著橙花：其優雅的芬芳，有著空靈的美，那是一份來自靈性的幽靜。

「我希望可以幫助別人，但是為什麼我好像總是做得不好？我想做好每一件事件，但總是事與願違。我擔心姑媽身體不好，又煩惱姨媽最近總是失眠。好想幫助很多人，但是我不知道怎樣去做才能夠幫助他人？」Joan 總是這麼說，常常為身邊周圍的人擔心著。

橙花性格的人總是想要做很多的事情，總想著別人，也特別的聰慧、有靈性，很喜歡付出奉獻整體。但是當自身能量失衡時，總是力不從心，也會耗盡自己的生命能量。如此惡性循環，也讓身體出現了許多失衡的現象，容易在精神層面上有較明顯的狀況。

因此，當我們常有種力不從心、感到焦慮而內心無法平靜時，意味著：我們應該共振橙花高頻能量，協助自己在淨化提升中，為自己帶來和諧穩定的力量。

46 落葉松 Larch

【全頻訊息】

　　具有穩定向下扎根力，能溫和地包容內在特質，其寬大的胸襟，有著不畏艱難的毅力。

【能量說明】

　　落葉松所要協助眾人的是：以和煦柔軟的心，去面對自身所處的逆境，並接受所有的一切。我們有太長的時間受到不平等的對待以及壓迫，導致無法去正面看待發生在生活周遭的事件。落葉松就能讓人放開胸懷去擁抱人生，為生活帶來真正的生存意義，以及怡然自得的生活方式。此份精神，是一種向生命學習的態度，也就是不向困頓人生低頭的毅力。

　　當我們無法信任內在時，是因為我們缺乏真正的根——一種生命的信仰和精神支柱。即使我們在生活上沒有物質的煩惱，卻終日覺得憂心忡忡、內心焦慮心慌時，代表著自我靈性對我們所發出的警訊，也表示著靈性渴求與身心做連結，希望朝向個人的人生使命。此時落葉松花精就能夠協助身心靈合一，並穩定內在，讓靈性得以提升。

　　落葉松花精讓人能夠相信自我內在的堅毅，幫助我們度過生命的難關，教導眾人以包容、柔軟的態度，去面對、解決所有的一切，尤其是情感的受傷，最容易使人亂了方寸、玉石俱焚，並走向毀滅。此花精能讓世人了解，唯有打開胸襟，去接受困境及現實，接納所有的一切，做好讓自己浴火重生的準備，才能度過難關。

【適用狀況】

・各種情緒障礙、沒有信心及信念者。
・無法與個人高我做連結時。
・需要有生存動力時。

【達成目標】

　　以寬懷無礙的心，去擁抱生命。接受個人所有的一切，並肯定自我。堅持信念，為人生帶來嶄新的局面。

◆ *Memo*

　　「寬大為懷，落地深耕」是落葉松的人生依循準則。許多人常常會覺得事情無法順利進行，總是沒有辦法將想法落實，就可以讓落葉松的能量協助自己。

　　Alice 是一位很有自己想法的平面設計師，總是不多話。因為堅持自己的做事原則，所以最後在家人朋友的鼓勵下，自己出去創業，成立了一間工作室。

　　「我很希望將這設計案做到最好，你們儘管放心把它交給我，我的想法是……這一定是可以解決的。」Alice 總是很有耐心地為業主解說著。

　　Alice 就是落葉松家族的性格，做任何事情總是一步一腳印，很願意付出，並堅持個人的信念，希望努力去實踐每一個業主的需求。這就是為什麼每個人都需要落葉松的原因。因為不管我們做任何事情，從事什麼樣的工作，都必須要能夠去落實想法，務實地去執行，並堅定自己的理念，才能真正去體悟人生，也才可以了解自我生存的意義。

　　所以當我們有想要完成的人生使命，以及生命的設定，就需要憑藉著落葉松的能量，幫助我們去達成。

47 黃斑綠葉榕 Ficus Spot

【全頻訊息】

　　維持個人以及宇宙整體的一致性，源自於豐富的內在，和通權達辨的圓融能量特質。

【能量說明】

　　黃斑綠葉榕花精所傳遞的能量，是一種獨一無二、影響整體的穩固力量源，協助個人及全體的共同性，這是人類生存的重要和諧力量，也是一種凝聚彼此關係的重要關鍵。人們常常因為缺少了這樣的能力，導致許多關係失衡，甚至影響了生活，讓人生陷入低谷，而無法看見自己真正的問題根源。

　　如何讓自己處在任何人生階段，都可以正面去看待及接受自己以及整體，包括了國家、社會以及宇宙？這必須要源自於自身豐富的內在，要學習的是在宇宙、地球、國家、社會的適應性。此關乎我們的生存之道，也是維持一個家重要的精神支持來源。

　　此黃斑綠葉榕花精所蘊含、承載的，是源自靈性內在的能量源，是每個人生命的最源頭。當我們可以感知、領悟時，就能夠在任何時候處之泰然，並願意臣服所有可能發生在自己人生中的各種事件；並從這些事情，讓自我靈性更為提升。這是當今社會要面對人生各種挑戰，很重要的一種特質與適應力。

　　當在人生中遇見了許多自己以及旁人所不能理解的狀況時，這正是個人、整體與宙能量場上，有了需要調整及統整的生命能量點。這是自己的人生課題，也是自我靈性能量急需要調整的時候。並不用太過擔憂，這是高我在此生必須要經歷的過程。此時只要勇敢面對，並清楚地去看見，這些事件的發生，為我們帶來的啟發是什麼？也協助我們去領悟，了知生命的真相。

　　當我們需要此花精時，就意味著，此時應該敞開心去接受各種挑戰，看見自己的不足，並圓融地去應對。

【適用狀況】

· 無法開啟心輪，去接受自己與他人時。

· 汲汲營營追求個人認為的成功時。

· 看不見自身真正問題者。

· 無法窺見與了悟生命的一致性時。

【達成目標】

協助個人去平衡身心內在，並朝向和大宇宙的頻率共振相呼應，找到自我的靈性修煉方式與生存之道。

◆ *Memo*

黃斑綠葉榕針對人類整體有重要的意義，但一般人卻不了解衪們，也常常對衪們視而不見。就好像是親情一樣，是很自然的存在，但我們卻常常忽略。黃斑綠葉榕就是因此而來到人世間的。要如何去喚起內在此良善的心，去影響眾人，是黃斑綠葉榕所承載的能量。

相傳在歐洲神人的世代，眾神向宙斯抱怨，因為人世間許多人對於生活的不滿，而向眾神祈求，使得眾神疲於奔命。人類總是認為，眾神無法了解他們的痛苦，只是一味的埋怨和不滿，宙斯為了作為眾神的表率，告訴眾神：唯有當人類的心念改變了，才能真正得到救贖。

因此，宙斯化為人間的智者，取了天泉，澆在黃斑綠葉榕的樹苗，將它交到人類手中，告訴他們：栽種在自己的家中，當有任何生活的不順遂或有任何心願時，可向此樹傾訴。當達成一個心願，就送一顆樹苗給他人，並把此祈願樹「黃斑綠葉榕」分享他人，把此訊息廣為傳誦，就能隨心所願。當樹長得越大，自己的心願也就越能滿願。

也許你我的周遭就擁有黃斑綠葉榕特質的人。Dolina 就擁有此黃斑綠葉榕的能量，總是很正面，常常願意為他人分憂解惑，對心靈的各種議題、活動都非常的投入，也很感興趣，也很願意奉獻自己。

當我們陷入人生的困境中，而無法跳脫生活的框架時，黃斑綠葉榕的能量就可以讓我們敞開心，並清楚地去看見人生的問題，幫助個人身心平衡。

48 杜鵑 Rhododendron

【全頻訊息】

以個人獨特的影響力，為眾人服務。連結宇宙能量，帶來療癒。

【能量說明】

杜鵑能夠協助眾人，透過直覺力去接受新事物，為我們帶來轉變。在需要杜鵑能量時，就表示：個人有需要完成的人生使命。可以藉由開發自己的直覺，去肩負起個人的使命，試著以靈性方面的學習，為自我開啟和宇宙的連結。

杜鵑擁有影響眾人的渲染力，以個人不計辛勞、為他人付出的特質，很能夠在遇到各種逆境時，順應時勢，輕鬆的解決。這主要是因為，杜鵑積極向上的樂觀天性，當碰到各種困難時，願意敞開心去接受他人的建議。當個人在生命中有突破不了的難關時，可讓杜鵑為我們帶來正面向上的能量，和面對問題的勇氣。

在受到不公平的對待時，可以透過杜鵑，與自我內在做連結，帶著感恩的心，去接受生命中帶來的所有試煉，相信這是上天對我們的考驗，藉此磨練自我的心智。只要願意開啟和上天的連結，就能夠窺見未來，臣服這來自大化的安排，並清楚個人的生命靈性課題。

杜鵑承載「願意為他人付出」的療癒力，天生是很好的治療師，能夠在為眾人服務的同時，完成自我的人生使命。

【適用狀況】

- 從事各類靈性工作治療者。
- 具有靈能體質者。
- 常受到負面能量干擾，而影響生活時。
- 面對生活的挫折，失去信心者。

【達成目標】

以積極、樂觀、向上的精神改變生活，以正面的想法帶來人生的轉變。

◆ *Memo*

杜鵑的堅毅是祂的本質，其向陽的特質，也是眾人喜愛祂們的原因之一。

你對杜鵑的印象是什麼呢？

擁有杜鵑特質的人看起來很空靈，但卻不會太超乎現實，所以他能夠協助人看到自己屬於靈性的那一面，Karen 就是這樣的一個人。

Karen 是從事媒體工作的，在她的那個圈子裡，大多是較物欲的人，銅臭味較重，但她卻完全不同，她不但和我學芳療，同時也經常利用自己的經驗來療癒別人，給人幫助。

她說話快、做事快，跟我也特別投契，我們常一起討論、一起去協助別人。這就很像是杜鵑，杜鵑是三月開花植物，有著天地之間的正氣，為正義的化身。杜鵑帶著先天之氣下生人間，希望藉此讓所有的植物界及人，不要忘了自己從何處而來，又應該回到何處。

杜鵑特質的人總是很有毅力，對於自己所選擇的人生道路，從來沒有質疑，很能夠在自我的堅持下，朝向個人的生命目標前進。就像 Karen 一樣，很願意敞開自己去和他人分享，總是能在碰到各種困難時，擁有很多的助力。這必須歸功於杜鵑的好人緣。

「經營好個人，服務分享眾人。」是 Karen 最常在團隊中分享的一句話。也就是這份積極向上的杜鵑特質，讓 Karen 在生活中好像沒有突破不了的困境。

尤其當杜鵑特質的人碰到不公義的事情時，總是帶著感恩的心去面對一切並接受，以及相信是上天給予的考驗，因此，也特別容易為生活帶來轉變。這完全是杜鵑願意相信，以及臣服於來自大化的安排，所以才能夠如此平心靜氣以及坦然面對。

49 馬纓丹 Lantana

【全頻訊息】

擁有展開自我人生的向上能量，並以開闊的胸襟，去開創屬於自我的人生。

【能量說明】

馬纓丹可以協助我們帶來新生命，給予我們向前的驅動力。當無法面對生命的起伏時，這就表示，有來自深層的內在恐懼，這恐懼來自於內在深層的孤寂。此時就應該重新檢視自我的核心價值，讓馬纓丹的能量，幫助我們勇敢地面對自我。

在平時總是感到不安，而無法面對個人內在，常常有說不出來的莫名擔心和焦慮時，代表著對人生有無法面對的恐懼。此時需要讓自己靜下心來，透過馬纓丹的能量，為個人帶來面對的勇氣，積極面對生活，帶來新生命。在處理生命的各種困難時，可以藉由此花精去面對自我，並清除阻塞的能量，為個人生活重新定位。

面對處理停滯不前的能量，無法肯定自我的生存價值，內心感到孤單，以及覺得對人生了無生趣時，馬纓丹能為生命注入一股新活力，同時為個人帶來面對自我以及困境的力量，也為生活帶來新生命。

【適用狀況】

- 無法獨自面對生活困境時。
- 需要獲得他人認同者。
- 生命能量需要得到滋養者。
- 無法肯定自我人生時。

【達成目標】

以積極向上的生命態度面對困境，為人生帶來新風貌。

◆ *Memo*

馬纓丹具有開創自我人生向上的能量，祂能協助人們找到生命能量的價值，尤其是人們的創造力，祂還能協助人們面對自我的困頓，給予足夠的能量突破現狀。

馬纓丹的特質就是「很願意做」，只要交代他的事情，他都不會說不，很多老闆最喜歡像這樣子的員工。我很幸運，員工裡也有一位是這樣的。

Pearl 一畢業就來面試了，那時的她什麼都不會。在面試的時候，我問她會什麼？她的回答是：「我什麼都不會，但我很肯學，而且我什麼都願意做。」就是這句話，我聘用了她，事實也證明她一直做得很好，沒有讓我失望。

她的薪資要求不高，但只要是公司有事，不管是不是她本分的工作，她都很願意抽時間去做，沒叫過苦，也沒計較過。

當她可以勇敢的面對自我、找回自我的時候，那種創造力，源源不斷的活力，將馬纓丹能量展現出來，就可以協助很多人。但是當馬纓丹還不知道自己特質、還沒有受到肯定的時候，就像 Pearl，當她沒有自信的時候，做什麼事都會怕怕的；但只要一得到肯定，她就會全力衝刺。因為，第二脈輪的植物，處理停滯不前的能量時，能讓人面對自我的困頓，重新開始對自我的探索。

馬纓丹特質的人很清楚人我的分際，也很能遵守既定的規範，總是小心翼翼地守護著自己建構的人生藍圖。但是當個人能量失衡時，就很容易失去自我。

因此，當自己總感覺生活特別辛苦，人生毫無樂趣可言，這個時候就必須檢視自己，是否陷入了馬纓丹失衡的能量狀態？當馬纓丹能量平衡時，你會感受到祂們特別有生命力，也特別勇敢，很清楚自己的人生方向，也很能肯定自我。馬纓丹帶來積極向上的生命態度，能夠協助眾人面對自我內在深層的恐懼和焦慮，清除阻塞的負面情緒，並重新找回個人的生命定位。

50 紫陽花 Hydrangea

【全頻訊息】

　　帶來精神層面的向上能量，協助我們釐清生命的意義，以及看清物欲背後的本質，使生命朝向光明。

【能量說明】

　　紫陽花的能量能協助眾人，堅持走在對的生命道路上，清楚接受自己所面臨的各種困境與考驗，了解自我的真正需求，堅持對的處事原則，重視個人的靈性生活，並開闊自我的精神層面。

　　當我們受到世俗價值的影響而面臨生活上的轉變時，要知道，它是源自於自我的內在。如何堅持在對的人生使命上而不隨波逐流，以堅定的意志力，讓自我在生命的洪流中不受影響，是紫陽花花精所承載的能量。

　　當我們受到物質、權力的壓迫時，紫陽花能使我們擁有纖細、敏銳的能力，並了解，所有事情的發生都有其特殊的意義。

　　紫陽花其清新的生命本質，是能量場上的一股清流，在現今的社會中，是重要而不可多得的生命能量，能協助眾人去抵禦各種物質層面上的誘惑，也是靈性修煉上重要的考驗。

　　當我們不擅長與他人溝通，習慣離群索居，而面臨物質的困擾時，可以藉由此花精，療癒自我的內在，並找到適合自己的生活方式。

　　紫陽花具有較高的道德標準，不受物欲層面的影響，很能夠享受孤獨的生活，樂在其中，不受他人的影響；也因此能去洞察事物的本質，看見其真正的問題癥結，以及清楚自我的生命方向，不會將時間、金錢、力氣浪費在不需要的事物上。

【適用狀況】

　　・迷失在物質、金錢上的追求時。

- 因為物質層面能量不流動所引發的靈性停滯，和無法平衡物質和精神層面能量者。
- 有物質、金錢上的恐懼時。

【達成目標】

讓物質、精神層面平衡，並帶來富足的穩定人生，擁有踏實的生活及享受當下。

◆ *Memo*

紫陽花的花語「富足、豐饒」，就像祂的花朵帶給眾人的感覺一樣，紫陽花常會讓人有種「內心的明月，宛如天上的月光」所帶來內心的寧靜一樣的感受。

往往許多人看不透紫陽花的心思，主要是紫陽花特質的人不太會表露自己的情感，而內心也特別的纖細和敏銳，也很清楚自己想過的生活。

「老闆這個政策真的太爛了，我們一定要去抗議。」

「是啊是啊，再怎麼不景氣，也不能減我們的薪水呀！」

「對，明天起，我們就罷工。」

辦公室裡憤怒的聲音此起彼落，惟獨一個人一直沒有出聲音，那就是 Eunicee。

Eunicee 一直是這樣的，不論發生什麼事，她都是一個人靜靜的在一旁，從來不參與任何一方的紛爭，也不愛爭名奪利，只以個人的生活方式及作為去影響別人，為世間帶來守護無爭無邪的清靜能量。

其實，Eunicee 原本的家境是很好的，出門有車、在家也有人服侍。但在一次經濟大崩盤裡，Eunicee 父親的事業垮了，大家都以為，失去富裕生活的 Eunicee 會極度的不適應，沒想到，Eunicee 也甘之如飴。

紫陽花具有讓我們看清楚物欲本質的真正實相，憑藉著紫陽花向上的精神力量，這份不隨波逐流也不迷失在物質金錢洪流的特質，是現今難能可貴的一股清流。

究竟人生真正的價值為何？如何順應潮流，又不流於陷入物質外在的追求，考驗著每個人的生命價值觀。紫陽花協助我們釐清生命的意義，並清楚自我的生命方向。

51 梧桐樹 Buttonwood

【全頻訊息】

擁有洞悉宇宙真理的特性，以及大無畏的精神，能夠以超脫凡俗的態度，去看待生命的緣起。

【能量說明】

梧桐樹以超凡入聖的生命態度，去維持宇宙的恆定，是一股堅定的向上能量。這種使人以正常的生命流帶來的特質，是現今社會極需要的力量，讓人在紊亂的生活中，可以藉此平衡自己。

長久以來，我們給自己太多的框架束縛，在世俗的價值觀中迷失了自我，也受此規範，讓心不再柔軟。因為害怕再受傷，所以很多人便武裝起自身，將人生建構在虛幻的物質需求上，而無法跳脫宿命的安排；總是有著太多的擔心，害怕失去，而陷入在無止盡的追求物質層面上，而忘失了真我，也忘記了此生的個人使命，一而再、再而三的在錯誤中尋求答案，讓自己無法在命運之輪中停下腳步。梧桐將帶來幫助我們走向真理的力量，是一份純然的能量源頭，並協助我們回到我們的來處，真正的自性之家。

試想，當我們無法判別真理時，很可能淹沒在環境的大洪流中，載浮載沉。如何清楚地認清現實，停止抱怨，需要的是一種真正的智慧，而不是人云亦云的模糊認知。

【適用狀況】

- 對現況不滿，但又無法改變生活時。
- 擁有滿腹理想、抱負，但又有志難伸者。
- 生活沒有重心，隨波逐流者。
- 非常努力，但是一事無成者。

【達成目標】

　　帶來釐清事物本質的能力以及穩定力，協助個人澄清自我的內在，是一股平穩的向下扎根力量，一種清明的靈性本質。

52 鳳仙花 Red Impatiens

【全頻訊息】

透過向上提升的能量，落實想法，為生命帶來活力；並使眾人重獲新生命，為生命帶來朝氣與活力。

【能量說明】

當生命流不順暢時，在生活中所引發的焦慮與不安情緒，它來自於個人太過急躁，因此容易感到煩燥，這是能量上不平衡所導致的。此時鳳仙花花精能以積極的影響力，為我們帶來正面的能量，並幫助我們去面對困境。

在生活中，無法順利去執行任何事務的時候，我們就需要鳳仙花，讓失衡的能量成為正面、有益的行動力，為生活增加許多的可能性，並帶來希望。當個人沒有積極的生活態度和提不起勁時，鳳仙花花精能為我們帶來正向的助力，以及為生命帶來朝氣與活力。

倘若感到生命枯竭，而沒有執行力和行動力時，是生活上個人思緒混亂、能量受阻的現象。這就表示，需要去重新啟動內在鳳仙花的療癒力，帶來宇宙的光能和生命力，並在生活中落實想法。

【適用狀況】

· 行動力、執行力欠佳時。
· 從事過多靈性工作，而無法貼近大地時。
· 內心膽怯，無法表達自我者。
· 需要去完成預定目標，但沒有動力時。

【達成目標】

啟動穩定的生命能量，為個人帶來光明，並開啟自我無限的可能性。

◆ *Memo*

　　鳳仙花的積極行動力，是造就他們成功最主要的原因。鳳仙花特質的人，總是能在事情發生後，在關鍵的時刻去扭轉局勢，因為他們不到最後從來不放棄，努力的精神讓他們能夠堅持到最後。

　　Satolisa 是企業界的女強人，在事業上，她像是有永遠用不完的精力，做什麼事都十分積極，行動力十足。但不說你絕對想不到，在四十歲之前，她從來沒有工作過。

　　她現在的事業，最早是她先生家的。她先生的爸爸在全盛時期開了十幾間公司，但可能是時運不濟，一間間的被人倒掉，最後落得負債十幾億的下場。為了不要讓夫家的事業泡沫化，她毅然決然的全心投入，用包容力對待每一位資深的員工，用學習力邊做邊學，用最大的毅力堅持已經設定的目標。只花了一年多的時間，她不但拯救了原本負債累累的事業，還讓營業額的淨利達到將近一億。

　　她永遠讓自己保持在充滿能量和熱情的狀態下，真要說有什麼缺點，可能就是過於主觀吧！但如果不主觀、不武斷，或許也無法挽救他們家的事業。

　　鳳仙花的人生就像是流動的水一樣。對他們來說，好像生命是沒有盡頭的，只有積極去面對，解決所有事情，並不斷地去落實自己的想法，才能夠很快地去實踐個人所訂定的目標。

　　就是這樣的向上提升能量，為生命帶來活力。因此，在生活中常常提不起勁，無法去執行各種想法，亦或是常常感到沒有動力時，就可以透過鳳仙花，為我們帶來往前邁進的正面態度與行動力，讓自己能夠因此而重獲新生。

53 油桐花 Tung Tree

【全頻訊息】

具有溫婉包容的特質,以穩定的生命節奏,為人生帶來希望。

【能量說明】

油桐花能幫助我們回到內心的靜定,去看待周遭的人、事、物,和面對各種問題,並找到屬於自己的生活方式。當需要油桐花時,代表著個人應該回到原來的生活步調,順著生命之流,找到個人生命應有的節奏,有耐心地去聆聽自我的內在。

此花精可以讓我們在面對任何事情的時候,有果斷的決策力,以正面的態度去處理事情,坦然面對並接受生命中各個階段的挑戰,並帶著感謝,正確地走在個人的生命道路上。油桐花擁有穩定的生命節奏,可協助眾人,順應生命的能量流,展現自我。

如果處在人生重大轉變的時期,試著讓油桐花協助我們連結內在,為個人的生命帶來穩定,並且在正確的目標上前進;協助我們走過人生的低潮,接受自己的轉變,讓內心回到平靜,以及找到自我的生命之流。

【適用狀況】

・性格過於急躁、個性莽撞時。
・急於表現自我,情緒不穩定者。
・做事漫無章法,看不見自我問題時。
・心性不夠成熟穩重者。
・無法面對繁忙生活事務時。

【達成目標】

清楚個人生活目標,並以穩定的生命能量流,安然面對自我人生。

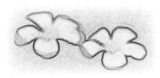

54 青葉奧勒岡 Aoba Oregon

【全頻訊息】

帶來令人向善、清淨無染的特質，以及啟發內在潛力的能量，藉此向上提升，達成個人目標。

【能量說明】

以一種祥和的處世態度，協助我們去釐清問題的癥結所在，青葉奧勒岡所給予的這種能量，是讓自我可以找到平靜的一股力量。當一個人困在生活瑣碎的事務中，而無法讓自己平靜下來時，此花精能協助我們回到自我中心，這種回到內在的寧靜感受，是開啟與自我對話的溝通橋樑。

已經有很長的時間，人們不知道如何與自己共處，因為太多的世間紛擾，讓我們切斷了這份連結。從小我們就被教育如何去適應這世界，但並沒有人教導我們，應該怎麼和自我內心去對話，也因此阻斷了和高我神性對談的管道。

人們為了生存所被灌輸的思想，只是一種生活上的本能，並不能藉此豐富個人的內在，反而衍生出許多因觀念上的偏差而引發的悲劇。這些是大環境所造成的，也只有回歸內在高頻中心，才能夠啟發每個人潛藏的一股內在力量，這是一種向善、清淨、無染的特性。唯有如此，我們才不至於背道而馳地繼續破壞大自然，漠視靈性能量一直被壓抑，因無法向上提升，而產生諸多問題。

在確認個人真正的人生目標之前，必須找回內在此份平靜的本源，平和地去看待自身所處的環境，去省思真正的問題根源。青葉奧勒岡所帶來的花精能量，這份回到自我的寧靜，是穩定的內在力量，可以幫助我們面對困境，去接受以及承擔自我的人生使命，並為我們帶來「願意接受」的原動力。

【適用狀況】

- 沒有堅定目標者。
- 不清楚個人人生使命及責任時。

．無法面對上天所給予的考驗時。

．處在人生低潮、沒有前進的動力時。

【達成目標】

協助我們回到規律的生活及平靜的內在，釐清自己的人生目標，找回屬於自己的真正力量。

55 栀子花 Gardenia

【全頻訊息】

透過愛的能量，讓我們重生，並藉此開啟生命能量，為人生帶來新風貌。

【能量說明】

栀子花可清除對愛的執念，幫助我們學習愛的人生課題，療癒過往情愛所帶來的傷痛，藉由了解愛的本質，從中得到靈性的提升。當愛的能量無法流動時，必須去了解、看清，在情愛中受苦的真正問題，從中學習與成長。

栀子花能讓我們重拾對愛的希望與信心，透過讓愛的能量流動，擁有愛人與被愛的能力。當對愛感到匱乏和不足時，就需要栀子花的能量。

栀子花可以幫助我們了解：愛是不求回報，是一種願意為他人付出的無私的愛。在對愛情失去信心及感情受挫，而封閉心靈時，栀子花能夠化解各種愛的傷痛，讓自己從傷痛中療癒而昇華；並能相信與接受情感，讓禁錮封閉的心，也能從中得到救贖，積極面對生活。

栀子花可協助個人放下對感情的執著，讓我們了解情愛背後的真正意義。無論父母與子女的愛，或是朋友以及情侶之間的愛，透過對「愛」與「情感」的學習去感受和體會：愛的能量流動，是支持每個人生命前進最主要的動力。

【適用狀況】

 ・無法接受及付出愛時。
 ・曾經受過感情創傷者。
 ・無法正確表達情愛時。
 ・對愛和情感有錯誤認知者。

【達成目標】

在愛的洗禮中，體悟真正的生命價值、對人生的肯定，並了解愛的真諦。

◆ *Memo*

梔子花的女性常會面臨情愛上給予的人生課題。當她們了解情愛背後真正的意義時，也就能帶著梔子花正向的能量，去傳遞愛的真正本質。

而從我認識 Sophia 開始，最常聽到她說的話就是：「我絕對相信這世上有堅貞的愛情。」真是典型的梔子花。Sophia 有個相戀多年而結婚的丈夫，從結婚開始，就一直不斷地背叛 Sophia。所有的朋友都勸 Sophia 和他分開，但她卻很堅持的維繫著這段婚姻，只因為她相信，她的愛情是獨一無二的，唯有堅貞的守護她的愛情，她的愛情才能永永遠遠。

「但妳的丈夫有外遇啊。妳是傻了啊？」每個人看到 Sophia 執著的樣子，都忍不住責備她的癡。「沒關係，我永遠相信這世界上有堅貞不變的愛情，就像我愛他一樣，只要我守候著不變，他總有一天會回頭。」

你說她是天真也好，癡傻也好，但這就是 Sophia，如梔子花的 Sophia。

其實梔子花要傳達的是：很多人覺得情愛是占有對方，但不管是不是能互相擁有、對方是不是愛自己，這一份愛是永誌不移的。具有這種特質的人，會將這一份對愛的堅貞，擴大到親子、朋友之間。對他們來說，即便背叛、傷害是具體存在的，但愛永遠能戰勝一切。

還有另一個例子是 Selina，是一個同事乾媽的妹妹，她先生開的公司本來一直不錯，偏偏在四十幾歲的時候有了外遇。為了那個小他二十多歲的女生，他拋妻棄子，和外遇的對象在外同居了三年；公司的運作也放任不管，使得原本營運極佳的公司，業績一落千丈，最後甚至還想用元配的戶頭來洗錢。她不願意，引起他丈夫惡言相向，婚姻已然有名無實。

「為什麼我的婚姻會走到今天這種地步？愛情不是應該永遠不變的嗎？為什麼我這麼認真的守護我的家庭，今天卻得到這樣的結果？」Selina 來找我的時候，情緒仍然很激動。

我知道她之所以會這樣，主要是因為，他有一段不為人知的過去。她的第一任男友，因為嗑藥猝死，這個傷痛讓她好久好久不敢再碰感情。好不容易又投入了另一段感情，卻又遭到背叛，讓她整個人近乎失控，只要一碰感情，她的人就呈現失衡的狀態。

但在其他的領域裡，她則是不折不扣的女強人。她的父親本身就是位企業家，但她並不想靠這層關係在父親的企業裡工作，反而是到另一間公司擔任總裁秘書的職位，努力的工作表現，讓她沒多久之後，就擔任了一間公司的董事長。

只有在感情這一塊，她無法控制，往往會失去理智的一頭栽進去，直到萬劫不復。

梔仔花讓我們看見對「愛」的執著，不管是父母對子女的愛或子女對父母的愛，也包含了朋友之間對愛的執念。

是什麼樣的愛，讓人能夠越來越堅強？然而又是什麼樣的情愛，讓一個人不想再去談感情？透過梔子花帶來的植物能量，確實可以讓人了解，情愛的背後其實最重要的是「我們能夠去愛」的這心念，是需要向內肯定的。在學習情愛的課題中，去了解以及看清楚，讓自己在各種愛的傷痛中，藉此療癒並開啟愛的生命能量。

56 金盞菊 Calendula

【全頻訊息】

　　以柔軟的特質為眾人帶來希望，其包容的特性，為個人帶來穩定的生命能量。

【能量說明】

　　金盞菊以個人獨特的生命信念，和清楚明確的人生目標，能駕馭處理各種問題，全憑著睿智的處事態度，協助個人面對自己的困境。在人我關係上有困難時，金盞菊能帶來富有彈性的生命能量，協助我們改善僵化的人際關係。

　　金盞菊獨特的強大影響力，源自於穩固的內在生命信念，以及積極正面的人生態度。當我們受流言所困擾時，藉由此花精，能讓我們在人我是非中，回到自我中心，穩定生命信念，並開放自我與他人建立友好關係。

　　在意志消沉、無法相信他人時，金盞菊能讓自我回到中心思想，以柔軟及圓融的特質，帶領我們走向人生的光明面，並帶來人生的指引，以堅固的個人力量為眾人服務。

【適用狀況】
- 對自我沒有信心，有人際關係障礙者。
- 個性太過剛烈、無法柔軟時。
- 不知如何與他人相處時。
- 有情緒障礙者。
- 想要改變人生、擁有新生活時。

【達成目標】

　　願意透過改變，重新找回生命泉源和穩定的內在力量，開放自我，服務他人。

◆ *Memo*

金盞菊擁有獨特的生命信念，以及柔軟圓融的特質。在應對進退上，都能夠面面俱到，很有分寸；在面對任何問題時，也都能夠正向思考，努力朝自己的目標前進。

出身在單親家庭的 Tareca 是我的翻譯，高中畢業後，她想要出國唸書，但她的父親負擔不起，她便自己去向母親借了錢到英國唸書。為了籌措每一年的學費，她半工半讀，雖然飽受種族歧視，但她靠著自己的努力，贏得每一位曾經一起工作過的老闆的賞識。對一個七年級的小女生來說，她的堅毅真的不是一般人能做到的。

後來，她結了婚，丈夫出身於知名的家族企業，即使不工作，光是每年的分紅就能有一、兩百萬的進帳，也因此養成了丈夫好逸惡勞的個性。但 Tareca 並沒有因此沉溺在安逸的環境中，她希望丈夫能夠善用分紅來的錢去自創一份事業，但丈夫不願意，屢次的爭吵，讓夫妻倆的感情出現了裂痕，這段婚姻僅維持了一年多的時間就畫下了句點。

回復單身的她，更努力在職場上表現自己，不多久，她便升為經理人。

因為擁有金盞菊的特質，她覺得人生沒有做不到的事，她很清楚自己要的是什麼，內心裡有一個堅固的自我內在力量在支撐著她。不論是求學或是婚姻，甚至就業，她都能夠用自己柔軟的身段及堅毅的內心，衝過一個又一個的障礙，達到自己要的目標。

「不是不想爭取，而是希望別人能夠主動看見，並不想多說什麼了。」這是金盞菊特質的人常會有的想法，總是不想解釋太多，也相信時間能證明一切，Tareca 就是這樣去面對人生一次又一次的考驗。

因此，當我們想要改變目前的生活，但是又有種種的障礙時，可以讓金盞菊協助個人，穩固內在的生命信念和明確的人生目標，透過轉變，為自己帶來新生活。

57 急救花精 Rescue

【全頻訊息】

透過宇宙全頻能量帶來療癒，協助眾人開啟內在光與愛的管道，回到靈性的歸處。

【能量說明】

宇宙全頻能量場的共振效應，存在著所有的訊息能量頻率，和所有人息息相關，也和自我身心靈相呼應。急救花精以全頻能量的共振頻率，協助個人在身心靈能量場上，處理失衡的能量狀況，也能幫助能量體的清理，帶來情緒的穩定，藉此讓我們在宇宙的能量場域上，回到正常的人生軌道。

當身心靈能量失衡時，就容易讓光與愛的能量偏離了正常的軌道，而造成生活上的失序，甚至在情緒、靈性上會出現許多問題。全頻急救花精就能夠幫助個人，在自己無法面對處理的靈性疾病上，為我們帶來療癒。

在未來，將因為整體能量場受到各種因素所影響而造成的混亂，導致越來越多人有靈性能量場上的問題，而罹患精神、情緒上的疾病，和許多嚴重的生理問題。其根源來自於自我的內在，因此唯有透過靈性的治療，喚起個人的自覺，導正我們的觀念，如此才能讓靈性完整、身心平衡，能讓自我從中學習，帶來改變。

在自身面臨能量場上的轉換，和需要較強大的能量去解決生活上諸多的困難時，就可以透過全頻急救花精所帶來的共振能量，讓自身在靈性能量場上得到穩定，讓個人重新與高我連結，找到自己在宇宙中光與愛的正確位置。

【適用狀況】

- 當身、心、靈需要受到洗禮者。
- 靈性能量場上受到壓迫時。
- 靈性疾病造成生理的危急狀況時。

・任何情況下，生活、情緒有重大轉變者。

・有嚴重的身心衝突者。

【達成目標】

　　以全頻的能量共振整體，讓生命趨向平和，透過身、心、靈的平衡，使人生臻至圓滿。

58 春神 Mokana

【全頻訊息】

　　帶來影響宇宙中一切事物欣欣向榮的復甦能量，為生命帶來新希望，讓我們走向光明。

【能量說明】

　　以綿密恆長穩定的能量流，影響並引領著眾人，朝向人生的目標前進。當個人無法釐清自身需要以何種方式生活，及找到適合自己的療癒方法時，可以透過春神花精，帶來在身心靈上最好的調整，並且能夠讓我們重生，喚起內在靈性的覺醒。

　　此花精有著許多屬於春季植物的高頻能量，協助個人、宇宙及自然界的平衡，讓所有事物可以依循正常的軌道運行，也是開啟所有生命的能量源頭。

　　當使用花精而無法對花精有所感受時，這意味著，個人處在身心靈失衡的情況下，無法對花精有所共振；但並不代表著花精對個人沒有幫助，而是自身的能量較為紊亂、低頻。此時必須要重新檢視自己的想法，以及確定自己的人生目標。這種身心的失衡，最容易引發一些在春天所好發的生理疾病，以及情緒的問題。

　　春神 Mokana 花精有著大王椰子樹、櫻花樹、番紅花……等多種花精的全頻能量，為每個人帶來源源不斷的生命力，是一種新生命的開始。

　　如果人面臨著人生需要重整，或是已經走到人生谷底時，正是我們迎向未來的一個新起點，此時所需要的就是春神 Mokana 花精。它會使我們有朝氣、有活力，擁有新氣象，讓人耳目一新，回復靈性最初的本源，彷若重生。

【適用狀況】

- ·在春季容易好發季節生理疾病者。
- ·無法適應環境時。

· 孩童能量失衡所造成的身心問題，和內在小孩需要療育者。
· 原生家庭和懷孕時承受來自父母的情緒時。

【達成目標】

為人生帶來新契機和煥然一新的新氣象，以及找到屬於自我的生命定位。

59 夏神 Hanecora

【全頻訊息】

為眾人帶來源源不絕的動能，增添人生面對生活的樂趣，以及協助連結來自宇宙和大自然最純粹的能量本源。

【能量說明】

一種來自宇宙生命體的原動力，是夏神 Hanecora 所傳遞的高頻能量，這股力量讓所有的萬物延續了生命，也因此能讓人生活得更精采。

此花精可以協助個人與高我連結，是一種生命本源的追尋。是否常常總是感到意興闌珊、提不起勁？亦或是，再怎麼休息，總是覺得疲累？此時正是需要開啟與神性高我對話的時候。夏神 Hanecora 就能夠協助我們，走向自我的人生道路。

有太長的時間，我們習慣在個人行為模式中，以此觀念生活得太久，而忘失了和宇宙高我大能的溝通能力，讓自己陷入泥沼而無法自拔，也因此失去了最珍貴的寶藏——自性的無價之寶，是一份內在最深處的自信本源。

因物質現實的種種，而淹沒在生活的洪流中，因此始終無法讓自己真正快樂起來，而誤以為，追求物質層面的富有，會為自己帶來喜悅。但是這種短暫的榮華富貴，有如曇花一現，並無法滿足人的欲望。當自我處在這樣的狀況時，可以透過夏神 Hanecora 的花精，幫助我們找到真正內在生存的原動力，找到靈性最終的依歸，回到本初，和宇宙大能相呼應，就可以自在地生活在天地間。

一股流向生命本流內在最強大的力量，是夏神 Hanecora 所帶來的巨大能量流，所引領的夏季植物鳳尾草、決明子樹、玲瓏草……等，幫助我們看見，自己無法順遂的生存在人世間最重要的真正問題根源。此癥結使我們在生命洪流載浮載沉，痛苦而不知如何面對。當個人走到人生的這個階段時，就要了解，是自我與內在的高我早已斷了此連結，也已經不能調適自己的生活，這時候就需要此花精的協助。

【適用狀況】
- ・對生活提不起勁，沒有自己的人生目標者。
- ・不知道如何放開自我和外界溝通時。
- ・總覺得和別人有隔閡時。
- ・希望找到自我的生命價值者。
- ・退休後無法適應與肯定自我，而無病呻吟者。

【達成目標】
　　讓我們看見未來的希望，找到生活的重心，並協助個人回到正軌上，確定自我的人生方向。

60 秋神 Mowakura

【全頻訊息】

承載著來自宇宙中延續生命的能量訊息，協助回歸自我，並就緒於正確的人生道路上，平穩地向前邁進。

【能量說明】

一種承襲自舊有、來自過去的信念，影響我們經歷及面臨許多重複的錯誤，而無法跳脫此框架；也有太多自己看不見的枷鎖，是來自個人無意識的造作，而讓自我停滯不能前進。

這就好比四季的變化，必須依循四季的運行，但往往因為急於追求實現自己的理想，一味的希望快點達到自己的目標，而跳過了許多的過程，忽略了所有的事物。需要照著正常的節奏去進行，去經驗每個過程，了悟每個當下為生命帶來的意義，並且隨時修正腳步，調整個人的心態，這就是秋神花精所帶來的能量。

秋天象徵著豐收，就如同我們每個人，想要得到什麼結果，就必須懂得，如何去看見自身所不足的地方。如果自己一直距離人生所設定的目標很遠，必須思考：是否是個人沒有認清事實，或太不了解自己的能力？亦或是，有自己的人生課題需要去面對，才會在某個低谷中走不出來？這也告訴我們，當要收成人生美麗的果實前，必須經歷許多的考驗。

以現今社會太過燥進的思惟作法，也影響了大環境，因此距離豐收個人的甜美果實，還非常遙遠。正因為如此，眾人的作為，也使得大環境的氣候，受到了很大的改變，常常在炎熱的夏季之後，緊接著就是冬天。

從大宇宙能量場的改變，讓我們知道，這些都源自於整體的影響。從地球暖化等等大自然的反撲，我們都要意識到，目前我們所承受的苦果，源自於每個人。當眾人缺少了此份秋神所引領的植物能量，就會造成目前個人以及大環境的這些狀況。

是否我們也感受到了，似乎「秋天」這樣的節氣越來越少？這傳遞的是：秋神植物能量的不平衡，所導致的失衡現象，是喚醒我們應該重新重視的重要訊息。

　　此花精帶著無花果樹、秋葵、寬葉赤松等植物的花精能量。

【適用狀況】
  ・一直無法達成「個人目標」以及「他人對自己的期望」時。
  ・急於表現自我，而忘記了個人現世的人生使命者。
  ・成日抱怨「時不我予」者。
  ・好高騖遠、不切實際時。
  ・個性過於莽撞，而聽不進他人的勸告時。

【達成目標】
　　帶來強大的穩定力量，讓個人認清自己的真正問題，並協助我們，如實地走在自我的生命道路上，接受及享受每個當下。

61 冬神 Sophitara

【全頻訊息】

帶來宇宙中內聚沉穩的力量，象徵著生命的堅毅特質，帶領我們走向正確的道路。

【能量說明】

是一股累積長久的巨大宇宙能量源，這也是冬神 Sophitara 花精所帶來協助眾人的能量，讓眾人能沉潛蟄伏的重要支持力量，使我們能抵抗生命的寒冬，蓄存保留，能夠重新出發、做好準備的重要花精。當個人處在人生困頓的黑暗時期，祂協助帶來一線曙光。這份穩定力，是幫助個人迎接人生下個階段必須經歷的過程。

宇宙能量場上，冬天是影響整個宇宙生命體極為重要的轉捩點，是關乎所有整體生存、孕育萬物，帶來生命契機的關鍵。就好比是人生中要重新出發、往上爬的過程，所要面臨的階段。

冬神 Sophitara 花精帶來的能量，讓自我能接受人生低潮所處的生活環境，讓我們具有調適的能力，去適應這人生低潮期的各種不如意；同時也看見在事件經歷的背後，自己真正的問題；並陪伴我們，使得靈性的修行更向上提升；也藉此準備迎接個人下一個階段的考驗，能無畏懼地面對所有的一切。

當一個人覺得無法沉著面對生活的各種壓力時，就意味著，自我缺少了這種內聚的穩定生命能量。冬神 Sophitara 花精所帶來的松柏、山茼蒿、蔓越莓果樹……等植物能量，可以幫助個人，隨時隨地保持冷靜及清明，在對的狀況下去做決定。讓自己能少經歷一些不必要的事件，不把時間花在一些無謂的紛爭之中。

【適用狀況】

· 對自己沒有信心，看不見未來，面對事情總是很慌張、不知所措時。

· 想要找回內在的穩定力量者。

· 處在人生低潮困頓期,無法有正面情緒時。

· 缺乏遠見,總是耐不住性子時。

【達成目標】

讓自我藉由人生的經歷,更成熟穩重,並且擁有過人的意志力以及耐力。

HRIDAYA

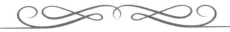

Part 3 全頻能量花精 實用篇

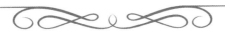

一 啟動全頻能量花精的方法

1 全頻能量花精的使用方法

　　全頻能量花精擁有高品質的精微能量，對身、心、靈整體有很大的幫助。透過能量頻率的共振，可以對個人能量場產生漣漪效應，對脈輪能量體帶來很好的助益。全頻能量花精擁有宇宙中花精的音頻、光頻、水晶頻，其高頻的能量，不受一般物質能量所干擾。

☆花精使用的方式
　　可以加入水中口服，亦或噴在身體四周、舌下和雙手，來進行淨化，以及共振脈輪、能量體。

☆以花精能量瓶的使用方式
　　將使用的花精隨身攜帶，透過花精的高頻能量和個人共振，當作能量瓶來使用。亦可將此花精放在七脈輪去共振，在相對應的脈輪上，能夠調整、平衡脈輪能量場。也可以放在床頭櫃上或枕頭下，及辦公桌、書桌上，讓其能量頻率與身體氣場共振，也能加強花精的功效。

☆其他使用方式
　　(1) 泡澡：可使用花精進行泡澡。
　　(2) 保養：亦可將花精加入保養品中使用。

☆挑選花精的方式
　　透過自己和全頻花精頻率共振的方式，選擇適合的花精。一般挑選花精的方式是：可以使用慣用手去共振所有花精，找到個人共振頻率的花精。但是我

們也能夠以自我對情緒的認知，去找到屬於自己的花精。

2 全頻能量花精對應的脈輪

☆全頻能量花精對應各脈輪分類表

編號	花精名稱		對應脈輪
1	菩提樹	Pipal	一、五、六、七
2	橡樹	Oak	三、四、六
3	夾竹桃	Oleander	三、四
4	金銀花	Honeysuckle	三、四、七
5	串柳	Callistemon Viminalis	二、四、七
6	鳶尾花	Iris	二、三、四
7	芥蘭花	Mustard Flower	一、三、四
8	聖心百合	Lily	四、五
9	雛菊	Daisy	三、四、五
10	雞冠花	Cockscomb	一、二、三、七
11	朝鮮薊	Artichoke	三、四、六
12	桔梗花	Chinese Bellflower	三、四、七
13	綠葉龍柏	Dragon Savin	三、四、六、七
14	紫金花	Hanadaikon	四、五、六
15	九重葛	Bougainvilla	四、六
16	山茶花	Camelia	三、四、六
17	孤挺花	Amaryllis	四、六、七
18	火鶴	Anthurium	一、三、四、七
19	藤黃果樹	Gamboge Tree	一、三、四、六
20	紫藤	Wisteria	三、五、六、七
21	玫瑰	Rose	一、四、六
22	紫羅蘭	Violet	六、七

23	蒲公英	Dandrlion	二、四
24	鳳凰花	Flame Tree	六、七
25	百聖薊	Holy Thistle	二、四、五
26	銀樅	Silver Fir	一、三、四、六、七
27	鈴蘭	Bell Orchid	一、二、三、七
28	罌粟花	Poppy	三、四、六、七
29	七里香	Orange Jasmine	一、三、四
30	秋海棠	Begonia	二、三、七
31	雪松	Cedar Tree	一、六、七
32	朱堇	Hibiscus	一、三、四、六
33	霍香薊	Flossflower	三、五、六、七
34	夏荷	Summer Lotus	一、四、七
35	紅栗樹	Red Chestnut	三、五、七
36	波斯菊	Cosmos	四、五、七
37	長春藤	Ivy	三、四、五、六、七
38	岩蘭草	Vetiver	一、二、三
39	白牡丹	White Peony	一、二、四
40	蘭花	Orchid	一、七
41	馬拉巴利	Malabar Chestnut	二、四、五、六
42	蓮花	Lotus	六、七
43	銀杏	Ginkgo	一、三、四
44	水仙	Narcissus	三、四、六
45	橙花	Orange Blossom	四、六、七
46	落葉松	Larch	三、五、七
47	黃斑綠葉榕	Ficus Spot	一、三、四、七
48	杜鵑	Rhododendron	四、六
49	馬纓丹	Lantana	二、六
50	紫陽花	Hydrangea	六、七
51	梧桐樹	Buttonwood	五、六、七
52	鳳仙花	Red Impatiens	一、二
53	油桐花	Tung Tree	三、四、五

54	青葉奧勒岡	Aoba Oregon	一、三、四、五
55	梔子花	Gardenia	三、四、六
56	金盞菊	Calendula	二、五
57	急救花精	Rescue	一、二、三、四、五、六、七
58	春神	Mokana	一、三、四、七
59	夏神	Hanecora	一、二、五、六
60	秋神	Howakura	三、五、六
61	冬神	Shophitara	三、四、七

☆各脈輪花精一覽表

對應脈輪	花精名稱
一	菩提樹、芥蘭花、雞冠花、火鶴、藤黃果樹、玫瑰、銀樅、鈴蘭花、七里香、雪松、朱槿、夏荷、岩蘭草、白牡丹、蘭花、銀杏、黃斑綠葉榕、鳳仙花、青葉奧勒岡、春神、夏神
二	串柳、鳶尾花、雞冠花、蒲公英、百聖薊、鈴蘭花、秋海棠、岩蘭草、白牡丹、馬拉巴利、馬纓丹、鳳仙花、金盞菊花、夏神
三	橡樹、夾竹桃、金銀花、鳶尾花、芥蘭花、雛菊、雞冠花、朝鮮薊、桔梗花、綠葉龍柏、山茶花、火鶴、藤黃果樹、紫藤、銀樅、鈴蘭花、罌粟花、七里香、秋海棠、朱槿、霍香薊、紅栗樹、長春藤、岩蘭草、銀杏、水仙、落葉松、黃斑綠葉榕、油桐花、青葉奧勒岡、梔子花、春神、秋神、冬神
四	橡樹、夾竹桃、金銀花、串柳、鳶尾花、芥蘭花、聖心百合、雛菊、朝鮮薊、桔梗花、綠葉龍柏、紫金花、九重葛、山茶花、孤挺花、火鶴、藤黃果樹、玫瑰、蒲公英、百聖薊、銀樅、罌粟花、七里香、朱槿、夏荷、波斯菊、長春藤、白牡丹、馬拉巴利、銀杏、水仙、橙花、黃斑綠葉榕、杜鵑、油桐花、青葉奧勒岡、梔子花、春神、冬神
五	菩提樹、聖心百合、雛菊、紫金花、紫藤、百聖薊、霍香薊、紅栗樹、波斯菊、長春藤、馬拉巴利、落葉松、梧桐樹、油桐花、青葉奧勒岡、金盞菊花、夏神、秋神
六	菩提樹、橡樹、朝鮮薊、綠葉龍柏、紫金花、九重葛、山茶花、孤挺花、藤黃果樹、紫藤、玫瑰、紫羅蘭、鳳凰花、銀樅、罌粟花、雪松、朱槿、霍香薊、長春藤、馬拉巴利、蓮花、水仙、橙花、杜鵑、馬纓丹、紫陽花、梧桐樹、梔子花、夏神、秋神
七	菩提樹、金銀花、串柳、雞冠花、桔梗花、綠葉龍柏、孤挺花、火鶴、紫藤、紫羅蘭、鳳凰花、銀樅、鈴蘭花、罌粟花、秋海棠、雪松、霍香薊、夏荷、紅栗樹、波斯菊、長春藤、蘭花、蓮花、橙花、落葉松、黃斑綠葉榕、紫陽花、梧桐樹、春神、冬神

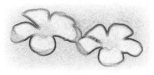

二 全頻能量花精的 108 種情緒療癒

　　情緒源自於個人思想，也是一種心意識的能量，它是透過感知，呈現內在的一種表現。我們的想法、心念、記憶都會刺激神經傳導，共振特定頻率，而在生物能量場上接通訊息，同時就會引發某種情緒的反應。這些情緒對一個人的學習、行為和個性都會有所影響，藉由意念引導情緒，對身、心、靈確實有很大的幫助。

☆ *108 種情緒療癒之全頻能量花精一覽表*

1. 缺乏人生方向	菩提樹、聖心百合、綠葉龍柏、鈴蘭花、串柳、梧桐樹
2. 自殺傾向	串柳、紫金花、鈴蘭花、杜鵑、鳳凰花
3. 受性侵害	火鶴、紫羅蘭、百聖薊、銀杏
4. 缺乏耐心	紫金花、波斯菊、蓮花、春神
6. 生活苦悶	鳳凰花、落葉松、急救、冬神
7. 猶豫不決	芥蘭花、蒲公英、雪松、長春藤
8. 罪惡感	九重葛、火鶴、白牡丹、銀杏、罌粟花
9. 太過熱心	雞冠花、蓮花、黃斑綠葉榕、梧桐樹
10. 優越感	夾竹桃、紫金花、岩蘭草、青葉奧勒岡
11. 情緒多變	雛菊、孤挺花、銀樅、紅栗樹、油桐花
12. 焦躁不安	鳶尾花、朝鮮薊、玫瑰、水仙、百聖薊、橙花、鳳仙花、油桐花
13. 沒有目標	金銀花、綠葉龍柏、岩蘭草、油桐花

14. 恐懼的	火鶴、蒲公英、霍香薊、蓮花、銀杏、紫羅蘭、罌粟花
15. 焦慮的	金銀花、百聖薊、鳳仙花、橙花、馬纓丹、鳳仙花
16. 被背叛	串柳、火鶴、波斯菊、馬纓丹、聖心百合
17. 情緒困擾	雞冠花、金盞菊、百聖薊、橙花、聖心百合、蘭花
18. 痛苦的	芥蘭花、山茶花、銀杏、梔子花
19. 難以負荷	聖心百合、紫藤、黃斑綠葉榕、金盞菊花
20. 無法原諒	夾竹桃、玫瑰、長春藤、油桐花、紅栗樹、聖心百合
21. 混亂的	串柳、霍香薊、黃斑綠葉榕、秋神
22. 強迫的	朝鮮薊、長春藤、油桐花、秋神
23. 衝突的	銀樅、雪松、朱槿、油桐花、白牡丹
24. 反覆無常	芥蘭花、七里香、黃斑綠葉榕、油桐花
25. 被欺騙	夾竹桃、雛菊、杜鵑、青葉奧勒岡
26. 依賴的	菩提樹、雞冠花、紫羅蘭、水仙
27. 絕望的	綠葉龍柏、紫金花、馬纓丹、芥蘭花、夏神
28. 冷漠的	紫金花、罌粟花、霍香薊、鳳仙花
29. 瘋狂的	聖心百合、朝鮮薊、七里香、橙花
30. 不被認同	孤挺花、鳳凰花、波斯菊、油桐花、馬纓丹、雪松、夏神
31. 不滿足的	橡樹、九重葛、罌粟花、紅栗樹
32. 挫敗的	鳶尾花、孤挺花、夏荷、杜鵑、鳳凰花、春神
33. 不被尊重的	綠葉龍柏、鈴蘭花、岩蘭草、朝鮮薊、秋神
34. 被掌控的	雛菊、綠葉龍柏、銀杏、油桐花
35. 空虛的	火鶴、夏荷、蘭花、梧桐樹
36. 自責的	雛菊、七里香、黃斑綠葉榕、青葉奧勒岡
37. 筋疲力竭	鳶尾花、紫金花、朱槿、急救

38. 生命枯竭	九重葛、鳶尾花、鳳仙花
39. 疲累	橡樹、鳶尾花、銀杏、梔子花
40. 害怕	紫羅蘭、長春藤、油桐花、馬拉巴利、春神
41. 孤單的	金銀花、蘭花、杜鵑、冬神
42. 受害者情緒	串柳、玫瑰、橙花、鳳仙花
43. 憤怒	金銀花、鳶尾花、銀樅、銀杏
44. 愛抱怨	串柳、蒲公英、落葉松、梧桐樹、朱槿、朝鮮薊、秋海棠、秋神
45. 苦惱	菩提樹、孤挺花、蘭花、黃斑綠葉榕
46. 愧疚	雛菊、朝鮮薊、火鶴、橙花
47. 憎恨的	綠葉龍柏、罌粟花、波斯菊、梧桐樹
48. 心碎	夾竹桃、聖心百合、長春藤、蓮花、秋海棠、山茶花
49. 無助	火鶴、蓮花、金盞菊花、冬神
50. 後悔的	鳶尾花、長春藤、水仙、油桐花
51. 沒有行動力	青葉奧勒岡、橡樹、九重葛、鳳仙花
52. 受傷害的	金銀花、鳶尾花、蒲公英、雪松
53. 歇斯底里	雪松、長春藤、黃斑綠葉榕、梧桐樹
54. 被忽略	聖心百合、玫瑰、長春藤、橙花、鳶尾花、朝鮮薊
55. 不平衡的	罌粟花、秋海棠、蓮花、金盞菊花
56. 不耐煩	夾竹桃、七里香、馬拉巴利、杜鵑
57. 無能為力	朝鮮薊、孤挺花、紅栗樹、落葉松、藤黃果樹
58. 無法勝任	紫金花、蓮花、橙花、油桐花
59. 害羞的	雞冠花、蒲公英、馬拉巴利、春神
60. 沒有效率	九重葛、七里香、梧桐樹、夏神

61. 嫉妒	紫藤、銀杏、杜鵑、油桐花
62. 沒有喜悅	鳶尾花、秋海棠、油桐花、冬神
63. 感到失望	芥蘭花、蒲公英、蘭花、急救
64. 憂鬱的	菩提樹、夾竹桃、孤挺花、落葉松
65. 被誤解	火鶴、銀杏、黃斑綠葉榕、青葉奧勒岡
66. 緊張的	鈴蘭花、霍香薊、長春藤、鳳仙花
67. 覺得不夠好	紫金花、秋海棠、馬拉巴利、紫陽花
68. 情感被傷害	金銀花、山茶花、霍香薊、蓮花、梔子花、冬神
69. 受壓抑的	聖心百合、蓮花、紫陽花、水仙、急救
70. 被排斥的	雛菊、綠葉龍柏、蘭花、銀杏、火鶴
71. 失控的	藤黃果樹、百聖薊、黃斑綠葉榕、秋神
72. 工作過度	橡樹、芥蘭花、落葉松、油桐花
73. 過度敏感	朝鮮薊、藤黃果樹、杜鵑、冬神
74. 愛的匱乏	梔子花、玫瑰、銀杏、鳶尾花
75. 受到壓力	波斯菊、黃斑綠葉榕、鈴蘭花、春神、秋神
76. 自我懷疑的	菩提樹、鈴蘭花、夏荷、落葉松
77. 無法肯定自我	串柳、九重葛、金銀花、秋海棠、罌粟花、紫金花、水仙、夾竹桃
78. 被壓迫的	鳶尾花、七里香、馬纓丹、油桐花、朝鮮薊、波斯菊、水仙
79. 疲倦的	金銀花、桔梗花、岩蘭草、馬拉巴利
80. 不快樂的	鳶尾花、藤黃果樹、蓮花、紫藤、秋神
81. 不受保護	芥蘭花、玫瑰、馬拉巴利、油桐花
82. 沒有安全感	雛菊、山茶花、落葉松、紫陽花、秋海棠
83. 不滿現況的	山茶花、百聖薊、長春藤、銀杏、梧桐樹、芥蘭花

84. 不受支持	霍香薊、紅栗樹、蓮花、油桐花、雞冠花、火鶴
85. 不值得	雞冠花、雪松、黃斑綠葉榕、青葉奧勒岡
86. 情緒低落	綠葉龍柏、紅栗樹、落葉松、梧桐樹、夏荷、銀杏
87. 被利用	聖心百合、岩蘭草、銀杏、鳳仙花
88. 困惑的	夾竹桃、鈴蘭花、朱槿、青葉奧勒岡、串柳、雪松、蘭花
89. 無辜的	山茶花、鳳凰花、白牡丹
90. 擔憂的	金銀花、藤黃果樹、蓮花、梔子花、岩蘭草、馬纓丹
91. 沒有價值	夾竹桃、馬拉巴利、油桐花、長春藤、秋神
92. 不愉快的	金銀花、蒲公英、落葉松、青葉奧勒岡
93 沮喪的	鳶尾花、桔梗花、雪松、梧桐樹、波斯菊
94. 悲傷的	夾竹桃、朝鮮薊、水仙、油桐花、紫金花
95. 激動的	紫金花、紫羅蘭、紫陽花、梔子花
96. 懷疑的	朝鮮薊、七里香、蓮花、金盞菊花
97. 敵意的	橡樹、罌粟花、橙花、紫陽花
98. 沒有活力的	芥蘭花、銀樅、雪松、青葉奧勒岡、落葉松、白牡丹
99. 對生活失去信心	山茶花、銀樅、落葉松、藤黃果樹、紅栗樹、波斯菊、秋海棠、金盞菊、紫金花、冬神
100. 否定自我	夾竹桃、霍香薊、橙花、鳳仙花
101. 受干擾的	金銀花、蒲公英、蘭花、黃斑綠葉榕
102. 被遺棄的	菩提樹、百聖薊、杜鵑、鳳仙花
103. 被拒絕的	紫羅蘭、七里香、蘭花、馬拉巴利
104. 緊繃的	雞冠花、朱槿、水仙、春神
105. 無法達成目標	夏荷、藤黃果樹、青葉奧勒岡、橡樹、九重葛、岩蘭草、夏神、秋神

106. 身心靈能量失衡	紫藤、串柳、橡樹、橙花、春神
107. 無辜的	聖心百合、秋海棠、水仙、紫陽花
108. 自我憎恨的	夾竹桃、紫羅蘭、馬拉巴利、春神

　　花精所帶來的高頻精微能量，對我們的心理、情緒都會有很大的幫助，可以將阻塞的情緒能量轉化。因為情緒對免疫系統有著相當重要的影響，透過花精共振能量場的頻率，藉由覺察身、心、靈，就能真正了解自我，和個人內在做連結，去啟動療癒。

三 遠距治療與實際臨床個案

1 花精遠距治療的臨床個案

類別 1：人

類別 2：動物

2 花精實際運用的臨床個案

類別 1：人

花精遠距治療的臨床個案　類別 1：人

編號：01

年齡：6　　　　☆使用花精：朱菫、雞冠花

性別：男　　　★失衡脈輪：二、三、四、六、七

主述	1. 便秘，大便大不出來。
	2. 皮膚過敏，背部、頭部、手部起紅疹子。
	3. 聽力有問題，有時叫他會聽不見，疑似稍有重聽。
	4. 腸胃不好，吃完東西後常常胃痛、腸子脹。
	5. 呼吸不順，鼻子有時吸不到空氣，必須張開嘴吧才能夠呼吸，晚上睡覺時更嚴重。
調整經過	1. 第二、三、六、七脈輪有失衡狀況，朱菫花精此時正好可以幫助平衡。
	2. 便秘來自於吃很多炸的食物，水分補充不足。平衡第三脈輪，可以幫助到腸道的問題。
	3. 使用朱菫時，可以清楚了解到，孩子對於媽媽常不在身邊，很有情緒，且對於父母離異的狀態，一直感到悲傷與憤怒。
	4. 孩子近日有跟寵物在一起，身上的過敏是來自寵物毛髮。經詢問，家中並無寵物，但孩子會跟別人的寵物玩耍。
	5. 胃痛以及腸脹問題，來自於平時與保母的相處。因為被禁止吃太多食物，也成了吃東西快、肚子會脹氣的狀況。
	6. 腦部缺氧，在頭部後腦杓有大的撞擊。以雞冠花修復第六脈輪。
	7. 請媽媽有機會多跟孩子視訊，讓孩子清楚地知道自己還有被關心。另外，吃東西避免油炸食物。
調整回饋	1. 便秘狀況已經改善，明顯可見到排出軟便。
	2. 身體紅疹子越來越淡，已經改善。
	3. 咳嗽緩解，還需要持續調整。
	4. 聽力問題已經改善。原來有一半原因是因為孩子不願意說話，或聽到、卻不回應，情緒來自父母的相處情形。
	5. 孩子似乎更能夠了解父母親的狀態。
功效	1. 讓個案可以認清現實，接受自己。
	2. 連結親情，接受母親的愛。
	3. 柔軟僵硬的愛，化為溫馨的呵護。

花精遠距治療的臨床個案　類別1：人	
編號：02	
年齡：53	☆使用花精：春神、白牡丹
性別：男	★失衡脈輪：一、二、四、六

主述	1. 肝指數降低，GOT 三百多、GPT 一千多，並且一直下降。 2. 左腿腫脹。 3. 大部分時候有正向的心念，但想到孩子、老婆，總是難過到掉淚。 4. 可以翻身起床，不靠人扶持坐在床邊。 5. 可以獨自站起來，立姿身體會向右邊傾斜。 6. 大小便控制力有轉好。
調整經過	1. 春神花精能量，對於第二、六脈輪有復甦的修復效果，同時對於腦部、肺部細胞，都有很好的修復效果。 2. 白牡丹花精能量，在第二、四、六脈輪有很好的平衡效果，同時安撫周圍能量的憤怒情緒。 3. 春神花精從第一、六脈輪來修補泌尿系統，並且幫助站立的平衡。 4. 從白牡丹花精的修復上面，可以清楚發現個案與母親之間關係並不好，有很多的過往。在一次次的修復上，逐漸可以面對長年以來累積的情緒，藉由修復脈輪的同時，調整生理上的狀況。
調整回饋	1. 持續調整多次，肝指數持續下降，下降到近正常值。 2. 大小便已經較能夠控制，成功率到六成左右。 3. 左大腿腫脹有持續的消腫中。 4. 在表達說話上順利很多，但偶爾還是會想說卻說不出來。經過花精能量輕輕撫摸頭部，狀況就立即緩解。 5. 站立的時候，身體向右邊傾斜的情況已經快要正常。 6. 翻身起床動作輕鬆很多，身體也漸漸適應，走路越來越順暢。
功效	1. 對生命充滿希望與盼望。 2. 接受現狀，修補與母親關係。 3. 有越挫越勇的信念。

花精遠距治療的臨床個案　類別1：人

編號：03

年齡：46　　　　☆使用花精：百合、鈴蘭花、油桐花

性別：女　　　　★失衡脈輪：一、二、三、四、六、七

主述	1. 突然心臟抽痛、胸口悶痛、無法呼吸。 2. 肚子脹、腰背痛。 3. 感覺到心慌慌，很清楚聽到心跳聲音。 4. 眼睛痠澀、頭部壓力驟然升高。 5. 髖關節痛，下腹不舒服。
調整經過	1. 掃描個案腦部缺氧，氣血循環上得去下不來。 2. 心神耗費大量能量，頭部、心臟供氧不足。鈴蘭花修復時，肝臟細胞受損部分也呈現好轉。 3. 百合花在修復第一、三脈輪時，可以發現個案心中情緒很多，也間接影響到心血管問題。 4. 鈴蘭花修復第七脈輪時，發現個案腦中訊息量過大，胰臟、脾臟都有發炎現象。 5. 胃部賁門發炎，是吃東西太快導致。鈴蘭花花精在修復第四脈輪時，也讓胃部可以得到修復。 6. 眼睛、頭部壓力，除了受看3C的電磁波傷害，還有胰臟、脾臟、骨盆、髖關節擠壓造成的氣血問題。油桐花花精能量從第一、六、七脈輪修復。
調整回饋	1. 眼睛痠澀消失，頭腦感覺輕鬆。 2. 心臟抽痛狀況已經沒有。 3. 胃部抽痛、背部痛點也都消失。 4. 髖關節的不舒服不見，活動力更好。 5. 呼吸順暢多了，胸口不悶痛。 6. 心中舒坦很多，原本受傷、在意的事情，也漸漸淡了。
功效	1. 補充生命能量，迎接更多挑戰。 2. 化解心中缺憾，對人生有更清晰的認知。 3. 靈性上得到昇華，對生命更加豁達。

花精遠距治療的臨床個案　類別1：人

編號：04

年齡：6　　　　　☆使用花精：綠葉榕柏、長春藤、蘭花

性別：女　　　　★失衡脈輪：一、三、四、五、六、七

主述	1. 急性心臟絞痛，痛哭不已。 2. 眼睛腫脹，鼻塞。 3. 胃部痙攣，呼吸困難。 4. 小便失禁。
調整經過	1. 掃描個案狀況，心臟二間、三間閉和不全，有類似獨角仙的能量體環繞。長春藤花精先緩和第四、五脈輪，並且進行修復。 2. 眼睛腫脹是被手機或平板的光波傷害，且個案腦神經緊繃導致。綠葉榕柏花精有效的消彌負能量，並修復第六脈輪。 3. 個案一直接收很多訊息，腦中常常對於現實與靈性上面分不清楚，心中很痛苦。長春藤花精修復一、七脈輪，融合現實與靈性。 4. 在綠葉榕柏能量修復同時，蘭花花精也一起來修復第七脈輪，同時讓個案感受到撫慰與支持。 5. 骨盆腔常常受到壓迫，髖關節角度也壓迫到。長春藤花精修復第一脈輪，也修復個案與父親的關係。
調整回饋	1 心臟絞痛已經停止、消失。 2. 鼻子通了，眼睛消腫。 3. 個案從小就會看到很多能量體，常常對話，但身體與靈性無法接收太大的頻寬。 4. 個案喜歡用平板、手機玩遊戲，長時間對於眼睛、神經、頭部都造成傷害。 5. 有遺傳性的心臟病。 6. 髖關節改善，小便可以自己控制。
功效	1. 對生命充滿希望與盼望。 2. 接受現狀，修補與母親關係。 3. 有越挫越勇的信念。

花精遠距治療的臨床個案　類別 1：人

編號：05	
年齡：36	☆使用花精：急救花精、蓮花、山茶花
性別：女	★失衡脈輪：一、二、三、四、五、六、七

主述	1. 急性心臟劇痛，疑似藥物引起的反應。 2. 胃痛加劇。 3. 冒冷汗、無法停止，哭喊痛苦。
調整經過	1. 掃描發現心臟緊縮、胃部痙攣，急救花精能量立即修復全部脈輪。 2. 蓮花花精修復第一、七脈輪能量，修補脈輪不平衡的地方。 3. 山茶花花精從第三、四、六脈輪來修補，對於腎臟、心臟、肝臟也有很好的效果。 4. 心臟及心血管收縮問題，急救花精修復第二脈輪、第五脈輪，並且帶動脈血管收縮正常。 5. 藉由遠距能量傳遞，在穴位百會、正營、湧泉等調整中，加入急救花精、山茶花、蓮花花精等能量。
調整回饋	1. 調整約 15 ～ 25 分鐘左右，來電表示，現在狀況已經緩解，心臟不會那麼痛了。 2. 胃部痙攣已逐漸消失。 3. 身體較有元氣，並可以試著休息。
功效	1. 對於生命突發狀況，有著可以全面處理的功效。 2. 在急難時刻，堅持自己的信念。 3. 以更寬容的心，接受一切現狀。

花精遠距治療的臨床個案　類別 1：人	
編號：06	
年齡：86	☆使用花精：冬神、蒲公英
性別：男	★失衡脈輪：一、二、四、五、七

主述	1. 突發性呼吸困難、人不舒服、吸不到氣、無名的痛，送急診。
	2. 醫生檢查，心臟收縮有問題，但無確定病因。
	3. 曾經肺部積水。現在洗腎。
	4. 有心臟病、糖尿病、高血壓、老人癡呆症多年。
調整經過	1. 掃描時發現頭部狀況很多，前葉、腦室嚴重缺氧。
	2. 心臟右心房收縮、閉和不全、冠狀動脈硬化，個案之前喜歡吃烤鴨，能量在頭部與心臟周圍干擾。冬神花精修復第四脈輪時，也安撫干擾能量。
	3. 腎臟功能不好，大小便有時無法控制。使用冬神花精能量，急救第一脈輪的嚴重流失。做修復時看見與父親關係的裂痕，個案對父親有很大的不滿與怨懟，即使父親已經往生，心中仍抱著很大的怨恨。修復同時，第七脈輪在靈性上現出對父親其實是愛的，但是從小常常被不公平對待，修補後，能量比較平衡。
	4. 蒲公英花精，在第二、五脈平衡能量，對於腎臟動脈直接加速血液循環，並且讓肺部動脈暢通，呼吸順暢。
	5. 心臟問題藉冬神花精能量開啟第四、五脈輪的修復，同時也通暢進出心臟血管的效能。在靈性上可清楚知道自己被愛與關懷。
調整回饋	1. 能量平衡後，個案就感覺到很舒服，呼吸順暢、不痛。
	2. 意識清醒，並且可以跟家人說話。
	3. 家人說，個案小時候常常被父親莫名的毆打，對待的方式粗暴，所以心中有很多不滿與憤恨；在對待自己孩子的時候，也是以相同方式來處理。年輕時喜歡吃烤鴨與魚。冬神花精能安撫與包容不同的能量，緩解了父子、周遭能量的干擾，化解心中的恨意。
	4. 身體感覺到輕鬆，沒有痛感，同時也使心臟跳動有力。
	5. 在調整後不久，醫師再檢查時，發現狀況莫名地好轉。
功效	1. 燃起生活動力、提升生命力量。
	2. 圓融親情的缺憾，彌補欠缺的愛。
	3. 正視自己也可以愛人、更愛自己。

花精遠距治療的臨床個案　類別 2：動物	
編號：01	貓
年齡：10	☆使用花精：菩提樹、九重葛
性別：男	★失衡脈輪：二、四、五、七

主述	1. 常會像人咳痰一樣咳嗽，但總是咳不出來，情況已經兩個月，一直持續到現在。 2. 腹脹，稀便，食欲不振。醫生診斷：「腸體粗大」。 3. 腸子裡有貓毛去不掉，當時打了一針去貓毛的針劑，但是狀況一樣，並建議回家後繼續用化毛膏、多運動及增加食欲來改善。 4. 脾氣變得較為暴躁。
調整經過	1. 掃描發現第二、四、五、六脈輪有失衡狀況，菩提樹花精能量可以平衡。 2. 菩提樹花精對第五脈輪、特別是喉嚨，很有幫助。 3. 腸胃塞住、紫金花在調整脈輪時，也帶動腸胃、消化道的通暢。 4. 喵星人對主人近日的生活狀況有反應，焦慮、不安，藉由吃毛髮以及身體狀況來反應，紫金花可以調整心中焦慮情緒。 5. 九重葛修復第四脈輪。腸胃道問題根源來自情緒以及水喝太少，吃東西時會特別咳嗽及發生平常不發出的聲音。 6. 請主人多跟孩子說話、溝通，消除擔心與不安。
調整回饋	1. 吃毛髮的狀況改善，幾乎不吃了。 2. 卡在胃部的毛髮也順利排出。 3. 咳嗽緩解 4. 大便正常。 5. 與喵喵之間的關係更加的親密，喵喵狀況恢復正常。
功效	1. 讓個案主人清楚知道，如何表達自己關心的情緒。 2. 生命的終結不是盡頭，是另一個新的開始。 3. 無遺憾的面對，即將到來。

花精遠距治療的臨床個案　類別 2：動物	
編號：02	狗
年齡：16	☆使用花精：秋海棠、金銀花
性別：男	★失衡脈輪：一、二、三、四、七

主述	1. 三天沒大便。 2. 精神恍惚，走路常會碰撞。 3. 有失智狀況。 4. 眼睛白內障，耳朵重聽。 5. 腳掌發炎，有膿包。 6. 身體惡臭、流膿。 7. 乳腺癌開刀，身體虛弱。
調整經過	1. 身體機能衰退、多處淤塞，秋海棠花精先做全身能量啟動。 2. 骨盆、腰椎有壓迫，主人未告知。金銀花針對第二、三脈輪修復，可以有效的調整骨盆、腰椎。 3. 頭部、眼睛、口腔都嚴重塞住。秋海棠花精修復第四、七脈輪，減除頭部狀況。 4. 肺臟、肝臟、胰臟以及脊椎都有癌細胞擴散轉移。金銀花能量幫助第一、二脈輪修復，同時幫助細胞有生命力。 5. 血液細胞造血功能差，脾臟功能弱。秋海棠花精能量，促使血液狀況更好。
調整回饋	1. 精神較好、惡臭減少。 2. 大便有比較好些。 3. 走路比較不會搖晃，控制力增強。 4. 叫牠名字比較有反應，不用太大聲。
功效	1. 激發生命韌性，堅定信念。 2. 勇於面對困境，不退縮。 3. 恢復自信，對生命有盼望。

花精遠距治療的臨床個案　類別 2：動物

編號：03	鸚鵡
年齡：5	☆使用花精：芥蘭花、孤挺花
性別：男	★失衡脈輪：二、四、五、六

主述	1. 全身莫名掉毛，頭部、眼睛周圍出現紅腫潰爛狀況，翅膀特別嚴重，脖子有腫塊、右腳受傷有骨折現象，拉稀嚴重到呈深綠色，無食欲。 2. 醫生診斷：感冒併發肝臟腫大、膀胱發炎、羽蝨、鸚鵡熱。 3. 全身無精神、體力，拉肚子。 4. 身體、排泄物比平常更加會發臭。 5. 叫聲微弱，甚至不叫。
調整經過	1. 掃描發現第一、二、三、五、六脈輪有失衡狀況，芥蘭花花精能量可以平衡。 2. 孤挺花此時對第一、二脈輪，特別是腎臟、肝臟，很有幫助。 3. 脾臟、消化系統塞住。芥蘭花在調整脈輪時，也帶動腸胃、消化道的通暢。 4. 鸚鵡仍對主人家裡父母常爭吵的狀況感到很焦慮，情緒累積到身體開始有狀況。孤挺花可以調整心中焦慮情緒。 5. 掉毛問題，根源來自主人家裡父母爭吵的情緒，以及疏於照顧所引起。 6. 請主人多跟爸媽說不要爭吵，爭吵讓鸚鵡的狀況越來越不好。並且要每天固定跟鸚鵡說話、上藥、洗澡。
調整回饋	1. 眼睛紅腫已經消除。 2. 潰爛情況已經停止，並且長出細毛。 3. 聲音叫聲變大聲。 4. 不再拉稀。 5. 當爸媽知道以後，跟鸚鵡道歉，並且爭吵逐漸變少。鸚鵡的狀況越來越好，骨折也修復了。
功效	1. 鸚鵡也是家人，開啟彼此療癒的功效。 2. 和善的言語，可以溫暖平息焦慮的心。 3. 無私的愛，喚起家人間對愛的重視。

花精遠距治療的臨床個案　類別 2：動物

編號：04	貓
年齡：12	☆使用花精：紫藤、橙花
性別：男	★失衡脈輪：二、三、五、六

主述	1. 膀胱結石。 2. 小便深褐色，味道很重。 3. 喜歡吃毛，無法制止。口腔有異味。 4. 醫生檢查，胃部有很多毛髮，直腸很多積便。 5. 常常離家出走往外面跑，叫喚不到，晚上才回來。
調整經過	1. 膀胱結石，在生理上源自個案腎臟功能變差。橙花針對第二脈輪的平衡，有很好的功效。 2. 口腔味道來自個案胃部、腸道的阻塞。紫藤針對第三脈輪，可以清除淤塞的部位。 3. 個案對於主人不常在家，有嚴重的不滿，橙花協助第五脈輪的平衡，讓個案能體貼主人的狀況，不以消失、躲起來來抗議。 4. 個案主人的狀況，同時反應在這裡。對於生命的希望、認知，紫藤能讓個案和主人，都有清楚的認知。 5. 個案眼睛最近黏液很多。對於第六脈輪，紫藤能夠帶領心中的希望，並去實踐。
調整回饋	1. 膀胱結石，經過醫生檢查排出一半。 2. 口腔的味道變淡。 3. 吃毛的動作變小，毛髮順利排出。 4. 比較不會常常找不到身影，在家裡的時間越來越長。 5. 便了兩、三次，似乎把宿便都排出來了。 6. 願意跟主人親近，不會躲起來。
功效	1. 啟發生命的希望，重視珍惜彼此。 2. 撫平誤解、不滿，有陽光燦爛的心念。 3. 承認失敗、願意重新開始。

花精遠距治療的臨床個案　類別 2：動物

編號：05	狗
年齡：15	☆使用花精：霍香薊、藤黃果
性別：男	★失衡脈輪：二、三、五、六、七

主述	1. 肺癌末期，全身皮膚皆有膿包，且傷口流血不止。 2. 身體有惡臭，常有蒼蠅飛到傷口附近。 3. 呼吸衰弱，感覺常常喘不過氣來。 4. 幾乎不太動，對於家人喊叫，只是抬頭看一下，沒有想移動、走路的樣子。 5. 知道已經到最後了，希望可以很安詳的走。
調整經過	1. 掃描個案全身，氣血整個停滯不動，非常衰弱，身體能量很低，特別在心臟、腹部等，都塞得太嚴重。 2. 經由霍香薊的能量，可以知道個案對於現狀，很早就感到失望無力，心中悲傷，但又無法解決。藉由霍香薊的調整，可以慢慢讓個案激起對於生命無常改變的接受。 3. 透過藤黃果花精能量調整第七脈輪中，清楚個案在懷念很早以前的主人，還有一個小女孩、一個年長的老婆婆。可以讓個案清楚的知道未來，就算走到生命盡頭，對於這一切都足夠了。 4. 心臟衰弱，心房心室收縮不好。霍香薊修復第六脈輪的同時，對於身體的元氣有很好的補充、幫助。 5. 藤黃果作用在第二脈輪時，同時平衡了第五脈輪，對於腎臟、心臟都有很好的幫助，且血液循環也增強。
調整回饋	1. 精神狀況有比較好，可以走幾步路。 2. 身上膿瘡結痂了。 3. 個案以前的主人是個老婆婆，有個孫女。 4. 有幾次，個案會接近一下家人，似乎要道別的感覺。 5. 常常會有哽咽的聲音發出來，同時眼睛會看一下大家。 6. 連續治療約十次左右，個案安詳地走了。
功效	1. 接受無常，面對死亡。 2. 激起對生命的活力與信心。 3. 連結親密關係。

花精遠距治療的臨床個案　類別 2：動物

編號：06	貓
年齡：11	☆使用花精：鳶尾花、紫羅蘭、罌粟花
性別：女	★失衡脈輪：一、二、四、五、六

主述	1. 排便不正常。 2. 不吃東西。 3. 腸子塞住。 4. 心臟無力，醫生診斷為心室肥大。 5. 走路常常會搖晃。
調整經過	1. 頭部右邊有塞住的地方，最近有撞到，影響到左邊髖關節處，而且造成腸阻塞。鳶尾花先平衡第六脈輪、頭部撞擊點、髖關節以及結腸塞住部分。 2. 胃部塞住，因個案吃的東西太冷，請家人不要給吃涼的食物。紫羅蘭可以清除胃部塞住，讓脈輪平衡往下走，可以比較順利排便。發現大腸有寄生蟲。 3. 使用罌粟花花精的能量，修復第二、四脈輪能量的缺乏。個案小時候沒跟媽媽一起住，似乎這個成了個案的一個傷痛，第二脈輪塞住。跟個案說，一切都過去了，媽媽是愛牠的。罌粟花花精同時也可以清除生理上腹部塞住的能量。 4. 鳶尾花的能量調整速度很快，特別是修復第四脈輪後，對於心臟有很好的細膩清理效果，同時活絡腦部細胞，進而幫助正常進食、排便。
調整回饋	1. 排便正常。 2. 寄生蟲也順利排出三次。 3. 發現個案最近有被拋起、摔落地面撞擊的情況。 4. 吃東西正常了。 5. 走路比較正常，不會晃來晃去。 6. 呼吸比較順暢。
功效	1. 願意打開心輪、接受家人。 2. 面對生命的課題、與母親的過往，坦然接受。 3. 修復悲傷的情緒。

花精遠距治療的臨床個案　類別 2：動物

編號：07	貓
年齡：8	☆使用花精：梔子花、玫瑰、銀樅
性別：女	★失衡脈輪：二、三、四、六、七

主述	1. 排便不正常、莫名的流鼻血。 2. 常常會抓東西，比方沙發、電話線等。 3. 腸子塞住，似乎有寄生蟲。 4. 呼吸很大聲，喘不過氣。 5. 吃毛情形很嚴重，看到東西就會想吃。
調整經過	1. 掃描個案全身，發現流鼻血源自腦部及眼睛的壓力。梔子花可以修復四、六脈輪。 2. 胃部卡太多毛髮，腸道無法消化，也是造成流鼻血的原因。梔子花平衡二、三脈輪，可以清除淤塞的地方。 3. 吃的東西有問題，有藥物的頻率，還有吃到平常不常吃的食物。玫瑰平衡第四脈輪，對個案身心會有幫助。 4. 呼吸問題在腎臟。梔子花修復第二、六脈輪後，開始幫助氣血往下走，激發肺功能、呼吸功能轉強。 5. 個案會抓沙發，是因為主人最近常與家人有衝突，才會有焦慮的狀況表現。銀樅平衡第七脈輪，也化解心中的焦慮。 6. 個案最近要表達事情，請主人多注意溝通一下。每次有異常動作前，主人與家人常有言語或者肢體上的問題。
調整回饋	1. 鼻血已經停止。 2. 胃部的毛髮已經順利排出。 3. 個案主人最近真的與家人有很多次的衝突。 4. 呼吸狀況現在平穩很多、不大聲，心臟跳動也感到有力量、有精神。 5. 焦慮的情況不見了，不再去亂抓沙發、電話。
功效	1. 面對愛與被愛，有智慧的處理。 2. 開放心懷，直接面對。 3. 增強對靈性上面的認知。

花精遠距治療的臨床個案　類別 2：動物

編號：08	狗
年齡：12	☆使用花精：夾竹桃、雪松、水仙
性別：男	★失衡脈輪：一、三、五、六

主述	1. 脾臟腫瘤、心臟肥大。
	2. 眼睛流血。
	3. 不想吃東西、常常會吐。消化系統衰落。
	4. 口腔的味道很重。
調整經過	1. 掃描全身，發現在右邊頭部有傷口。雪松對第六脈輪的修復，很有幫助。
	2. 眼睛流血來自肝膽受到腫瘤壓迫。夾竹桃平衡第五脈輪後，對眼睛狀況會有幫助。
	3. 口腔內有傷口，傷口沒有好，最近喉嚨也不舒服。夾竹桃修復第五脈輪後，會有改善。
	4. 心輪塞住，心臟動靜脈供血不好，右心室、左心房、右心房都比較腫大，腫大來自於胃部的狀況。
	5. 個案很抗拒主人近日的感情困擾，右邊耳朵常聽到不開心的事情。
	6. 水仙修復第一脈輪，玫瑰修復第四、六脈輪，藉由這樣的改變，對於內臟運行會有幫助。
調整回饋	1. 腫瘤經過調整兩次，檢查已經縮小。
	2. 個案主人因家人認同問題跟男朋友吵架，常常在個案右邊講電話。
	3. 檢查嘴巴內，口腔內壁有三、四個破洞。經調整，吃食物已經正常些了，嘔吐的狀況消失了。
	4. 口腔的味道幾乎正常了，還有一點點而已。
	5. 醫生檢查說，心臟肥大狀況已經縮小，像是消腫的感覺。
功效	1. 調和與家人關係。
	2. 在愛當中，找尋到自己的道路。
	3. 緩和與關心的人之間的衝突。

花精遠距治療的臨床個案　類別 2：動物

編號：09	鴿子
年齡：2	☆使用花精：雛菊、火鶴、青葉奧勒岡
性別：女	★失衡脈輪：二、三、五、六、七

主述	1.路邊撿到的，右邊翅膀受傷、流血很多，醫生做診治無效。 2.焦躁不安、無法靜下來。 3.不太吃東西。 4.有攻擊性，會攻擊靠近的人。 5.左邊眼睛有紅色斑點。
調整經過	1.個案被獵槍擦過翅膀，受傷摔落，左邊眼睛紅斑也是撞擊發生的，心中的恐懼來自突然被傷害，迫離原來的家。火鶴對於第五脈輪修復，有良好效果。 2.焦躁不安的狀況源自對於未來的不確定，不知道怎樣才能回到家中與家人相聚。火鶴修復第六、七脈輪，可以安撫。 3.腸胃蠕動很差，常吃一些受到化學污染的穀類物品。雛菊修復第三脈輪，可以協助排出。 4.左邊腳指頭近日有斷裂，是主人要將個案放到鳥籠裡面、掙扎中造成的。雛菊可以消除心中的不安。 5.主人可以檢查個案身體，翅膀內有些微小的寄生蟲，是原生環境中被傳染的，青葉奧勒岡可以平衡第二脈輪，堅定自己的信念。
調整回饋	1.調整後，個案現在願意讓醫生靠近處理傷口。 2.左腳腳指頭確實有斷裂，些微腫脹，現在已經消腫了。 3.到飼料店買新的有機飼料，個案就有吃的意願，吃的很快。 4.左眼紅斑消失不見了。 5.翅膀內的小寄生蟲變少了，不知道原因為何。
功效	1.安撫不安的心靈。 2.激發求生意志，接受無常到來。 3.淨化過去的連結。

花精遠距治療的臨床個案　類別 2：動物

編號：10	狗
年齡：7	☆使用花精：朝鮮薊、波斯菊、金盞菊
性別：女	★失衡脈輪：二、三、四、六、七

主述	1. 腎臟功能衰落，經醫師判定，百分之八十的腎臟功能已經壞死，看了好幾家也無解。 2. 夜間睡覺時，呼吸常常有終止的狀況，醫生判定腦缺氧，容易致死。 3. 大小便失控，打針吃藥都無效。 4. 白天常會不自主的亂叫、哀嚎。
調整經過	1. 個案腎臟問題，在西醫生理上無法處理。透過朝鮮薊花精可以修復第二、三脈輪。 2. 頭部有缺氧狀態。透過波斯菊花精來修復第六脈輪，可以逐漸調整缺氧狀況。 3. 睡眠呼吸終止，是腎臟功能衰退加上肺部功能消退等綜合所導致。朝鮮薊及波斯菊花精能量，可以修復第三、四脈輪，從靈性上面來調整問題。 4. 大小便失控狀況，除了膀胱、腎臟問題，與主人與媽媽關係不和諧有關。透過金盞菊花精能量，修復與媽媽關係。 5. 哀嚎聲音來自於家裡面常常會有大的爭執與大聲的吵鬧。透過朝鮮薊來平衡第七、六、四脈輪後，相信會有幫助的。
調整回饋	1. 個案大小便狀況已經有改善，比較不會控制不住。 2. 平日亂叫、哀嚎次數減少很多。 3. 睡覺中呼吸順暢，睡眠終止狀況次數減緩。 4. 腎臟功能似乎開始有好轉，在持續觀察看看。 5. 頭部缺氧狀況有改善，不會感覺到昏昏沉沉。
功效	1. 對生命燃起希望，勇敢直前。 2. 在生命的低處，依舊保持樂觀。 3. 讓個案與主人都能夠面對現況。

花精遠距治療的臨床個案　類別 2：動物	
編號：11　　　　兔子	
年齡：2　　　　☆使用花精：黃斑綠葉榕、梧桐樹、油桐花	
性別：女　　　　★失衡脈輪：一、二、三、五、六、七	
主述	1. 胰臟癌末期，醫生判定時間不多。 2. 不吃東西，也不理會主人叫喊。 3. 常常會去撞擊籠子、牆壁。
調整經過	1. 掃描全身，胰臟癌已經擴散到全身內臟、細胞。梧桐樹花精修復第五、六脈輪，幫助減緩痛苦。 2. 口腔有惡臭，主人沒有告知，是腸胃消化吸收很差所造成，油桐花花精能量，修復第四脈輪，讓腸胃可以更好運作。 3. 常會去撞擊牆壁。讀取個案訊息，是因為主人常拿東西跟先生對打、爭執，撞牆壁是提醒不要有衝突。黃斑綠葉榕花精能量，可以修復第一、二脈輪問題，同時緩解主人與先生的衝突。 4. 不吃東西是因為主人亂丟東西，只要有情緒，就會亂丟家裡面的東西。梧桐樹花精修復第三脈輪，同時也讓主人減輕心中的憤怒。 5. 左邊眼睛看不太到，因為已經轉移到腦部，黃斑綠葉榕花精能量，可以修復第五、七脈輪，讓個案舒服一點。
調整回饋	1. 個案身體感覺輕鬆很多，不再去撞擊籠子、牆壁。 2. 慢慢會吃點東西，也逐漸有精神。 3. 口腔檢查真的有惡臭以及傷口。 4. 主人的確跟先生常常有衝突，脾氣來的時候會亂摔東西，情緒常常控制不了。經過調整個案，反而主人脾氣好多了。
功效	1. 對生命燃起希望，勇敢直前。 2. 在生命的低處，依舊保持樂觀。 3. 讓個案與主人都能夠面對現況。

花精實際運用的臨床個案　類別 1：人

編號：01
年齡：53　　　　☆使用花精：紫金花、桔梗花
性別：男　　　　★失衡脈輪：一、二、四、五、六

主述	1. 肺癌第四期，移轉腦葉、T4、T5、L5、spine 等。 2. 置換人工髖關節，無法獨自翻身。 3. 大小便無法控制。 4. 做標靶治療，前頭劇痛，標靶副作用明顯。 5. 肝指數升高，GOT431、GPT806。 6. 曾因壓迫水腫，昏迷失去意識。 7. 說話表達遲緩。
調整經過	1. 掃描全身，發現脈輪一、二、五、六最不平衡。紫金花啟動身體能量，開始平衡。 2. 髖關節手術後，腳腫脹、無法行走。使用紫金花開啟對第一脈輪的影響，療癒與父親之間的關係，配合遠距離能量調整，髖關節活動力增加。 3. 頭部前葉轉移，在靈性上平衡第六脈輪。 4. 臉部、背部有標靶引起的另外反應，桔梗花能量進入心輪，緩解肺部、肝臟問題。 5. 尚未清楚知道自己狀況、逃避接受現實，心中很多情緒，桔梗花協助面對與放下。
調整回饋	1. 逐漸看清楚自己狀態，還需要時間調整。 2. 稍能坐起，腳腫脹部分消減。 3. 大小便狀況稍稍改善。 4. 臉部、背部痘痘有開始緩和，頭部已經不痛了。 5. 腳活動力有增大，但還不能自己起床、站立。 6. 翻身動作越來越順暢、說話表達有進步。
功效	1. 消彌悲傷的情緒。 2. 對於不得不面對的事實，開始學習接受。 3. 面對現狀，有積極樂觀態度。

花精實際運用的臨床個案　類別 1：人	
編號：02	
年齡：53　　　　☆使用花精：馬拉巴利、百聖薊	
性別：男　　　　★失衡脈輪：一、三、四、六、七	

主述	1. 肝指數升高，GOT551、GPT1427。 2. 臉部、眼睛周遭有黃膽現象。 3. 翻身有進步，左腿開刀後腫脹很嚴重。 4. 大小便狀況還無法控制。 4. 坐在床邊，身體容易往右邊傾斜。 5. 頭部轉移、缺氧，造成想說話時會：想到了，嘴巴說不出、卡住。
調整經過	1. 肺部、肝臟問題來自腎臟功能受到不良細胞的侵襲。使用馬拉巴利花精，平衡第一、三脈輪能量。 2. 黃膽來自於肝功能影響，馬拉巴利有堅定的特質，並且生命力特別旺盛，可以彌補第四脈輪。 3. 馬拉巴利花精對於第六脈輪有明顯的作用，可以消彌薄弱的地方，靈性上能夠激發生命的鬥志。 4. 長久以來對於過往父母親情的遺憾、不滿，百聖薊花精能量逐漸讓個案釋放情緒。 5. 平衡與修復，是馬拉巴利的特質，對於第六脈輪修復很有幫助。
調整回饋	1. 肝指數都開始降下來，眼睛周圍的黃膽狀況變淡了，幾乎不見。 2. 說話順利多了，雖然還是會卡住，但是明顯有進步，對於修復腦部細胞狀況，感覺很有幫助。 3. 大小便控制狀況提升到五成左右。 4. 坐在床邊，身體已經比較正，比較沒那麼傾斜。 5. 在攙扶之下，已經可以站起來，並且學習開始行走。
功效	1. 面對人生課題，會堅定自己信念。 2. 正視死亡的認知，不退縮。 3. 發現問題，有勇氣面對與處理。

花精實際運用的臨床個案　類別1：人	
編號：03	
年齡：53　　　　　☆使用花精：橡樹、鳳仙花	
性別：男　　　　　★失衡脈輪：二、三、四、六、七	

主述	1. 肝指數降到快接近標準，GOT105、GPT123，肝臟狀況有越來越好的狀態。 2. 聽到花精音樂會莫名的悲傷。 3. 上廁所不定時，常會半夜起來上大號，很難控制住。 4. 手會抖動，言語表達有待加強。 5. 用四腳助行器行走時，有時右腳會在地上拖行。 6. 大小便控制力還可以再加強。
調整經過	1. 肝臟、肺部有吸入性的傷害，是藥品所導致的。橡樹花精能量，對於第四脈輪有很好的堅定與幫助。 2. 膽管塞住，有輕微的膽結石。鳳仙花花精能量可以很快地平衡第二脈輪量，同時對第二、四、六脈輪有很好的平衡效果。 3. 調整時播放花精音樂，音樂中花仙子對於周遭眾多的動物能量體，有很好的安撫作用。 4. 腳拖到地上是腦部細胞受損、神經傳導不正常所導致。鳳仙花花精能量修補第七脈輪，在靈性上體現完整的圓滿，同時修復有問題的細胞。 5. 膀胱與腎臟同時有橡樹、鳳仙花能量，讓腎臟動脈血運行更好。
調整回饋	1. 大小便已經較能夠控制，成功率到七成左右。 2. 左腳有持續的消腫中。 3 最近說話也順暢很多，卡住的情況變少了 4. 心情開朗很多，聽到音樂後，感動加上感恩。
功效	1. 接受現狀，改變未來，從今做起。 2. 修補與母親關係。 3. 堅持初衷。

花精實際運用的臨床個案　類別1：人

編號：04

年齡：53　　　　　　☆使用花精：夏神、鳳凰花、七里香

性別：男　　　　　　★失衡脈輪：一、二、四、六、七

主述	1. 肝指數降低，GOT70、GPT73，T-Bil2.7。 2. 心中對未來很恐懼，害怕無法掌握。 3. 大部分時候有正向的心念，但想到孩子、老婆，總是難過到掉淚。 4. 可以翻身起床，不靠人扶持坐在床邊。 5. 可以獨自站起來，立姿身體會向右邊傾斜。 6. 大小便控制力有轉好。
調整經過	1 春神花精能量，對於第二、六脈輪有復甦的修復效果，同時對於腦部、肺部細胞，都有很好的修復效果。 2. 白牡丹花精能量，在第二、四、六脈輪有很好的平衡效果。 3. 春神花精從第一、六脈輪來修補泌尿系統，並且幫助站立的平衡。 4. 從七里香花精的修復，可以清楚發現個案與母親之間關係並不好，有很多的過往。在一次次的修復上，逐漸可以面對長年以來累積的情緒，藉由修復脈輪同時，調整生理上的狀況。
調整回饋	1. 持續調整多次，肝指數持續下降，下降到快接近正常值。 2. 大小便已經較能夠控制，成功率到六成左右。 3. 左大腿腫脹有持續的消腫中。 4. 在表達說話上順利很多，但偶爾還是會想說卻說不出來。經過花精能量輕輕撫摸頭部，狀況就立即緩解。 5. 站立的時候，身體向右邊傾斜的情況已經快要正常。 6. 翻身起床動作輕鬆很多，身體也漸漸適應，走路越來越順暢。
功效	1. 對生命充滿希望與盼望。 2. 接受現狀，修補與母親關係。 3. 有越挫越勇的信念。

花精實際運用的臨床個案　類別 1：人

編號：05	
年齡：53	☆使用花精：紅栗樹、落葉松、金銀花
性別：男	★失衡脈輪：一、二、五、六、七

主述	1. 大小便控制還要加強。 2. 說話偶而還會卡住。 3. 右手會不自主抖動。 4. 右腳腳指頭會不自主用力、緊張。 5. 走路右腳會無力。 6. 小便量小，約 150 cc。
調整經過	1. 掃描全身，腦前葉部分能量點已經消散，但細胞缺氧部分還要做修復。紅栗樹在第六、七脈輪的修復上，有很好的功效。 2. 腦室缺氧引起的神經傳導問題，醫生無法有效治療。落葉松修復第一脈輪，對第五脈輪也有很好的幫助，腦部漸漸有更好的活性。 3. 右手、右腳的問題，與腦神經、脊椎受損有關。紅栗樹對於第二脈輪的修復，也增強骨盆腔的氣血循環。 4. 右腳腳指頭以紅栗樹花精能量修復，對頸椎第一、二、四節，以及腰椎第三、四節，有很好的幫助。 5. 腎臟功能不佳，影響膀胱。落葉松、紅栗樹，在第一、二脈輪上一起修復，可以很好的增加循環。 6. 在調整時有花精音樂共振，很多平和友善的花精，有百合、金銀花，增加個案對於生命的熱情、希望。
調整回饋	1. 現在個案已經可以在任何幫助下，像正常人走路約五、六公尺，而且一直在進步。 2. 活動力越來越好，對於未來很有信心。 3. 醫院檢查，以前造成的病因，現在都有明顯的改善，對於相類似個案而言，是個很難解釋的現象。 4. 說話、腳的活動度都有明顯進步。 5. 右手抖動的狀況已經有進步，細胞修復明顯可見。
功效	1. 在困難中，激發生命的潛能。 2. 愛的力量，讓心回到純淨的地方。 3. 信念帶領著生命前進，永不放棄。

花精實際運用的臨床個案　類別 1：人

編號：06

年齡：74　　　　☆使用花精：夏荷、岩蘭草

性別：男　　　　★失衡脈輪：一、二、五、六、七

主述	1. 帕金森氏症，身體會不自主顫抖。
	2. 身體輕輕一碰就痛，按壓、伸展都痛。
	3. 言語表達遲緩，行動緩慢。
	4. 晚上睡不著覺，累的時候脾氣暴躁。
調整經過	1. 掃描時發現頭部中間缺氧嚴重，大腦血管栓塞，家屬不願意做斷層掃描，怕發現問題更加嚴重。
	2. 夏荷花精從六、七脈輪開始修復。修復中，個案頭部有很多能量干擾，夏荷花精有平息能量干擾的功用。
	3. 在頸椎第六、七椎，胸椎第一、二、五椎，都有錯位與壓迫，腰椎向左旋轉及歪斜。岩蘭草在修復的同時，有個被個案拿棍棒傷害的能量來干擾，岩蘭草花精能量暫時安撫、平息干擾能量的憤怒。
	4. 晚上無法入睡在於：個案曾經拿光亮的手電筒一直照射干擾能量並且追逐，讓其驚恐、憤怒。夏荷花精能量修復第五脈輪時，同時給予安撫及慰藉。
	5. 現場調整個案時，有很多能量體圍繞，個案只想要自己變好，沒有想到其他能量是否可以好。夏荷花精的安撫，只能短暫的讓個案舒服一些。
調整回饋	1. 身體活動度有增加，走路比較順暢。
	2. 呼吸有比較順暢、身體有活力多了。
	3. 晚上能夠睡覺，但是維持不了太多天。
功效	1. 平息憤怒與執著。
	2. 保持心中淨地，堅定初衷。
	3. 包容一切錯誤，原諒過去。

花精實際運用的臨床個案　類別1：人

編號：07

年齡：52　　　　　☆使用花精：串柳、杜鵑

性別：女　　　　★失衡脈輪：二、三、四、六、七

主述	1.腰痠背痛多年。
	2.因車禍，膝蓋不能蹲下，已經十多年。
	3.眼睛長年痠澀、腫脹。
	4.胃部常脹氣。
	5.肌肉僵硬，頭部壓力很大。
調整經過	1.掃描時發現，頸椎、腰椎都有錯位並壓迫到腦部，造成腦部循環不好。
	2.觸診椎間盤有長年壓迫，骨盆、膝蓋肌肉退化，氣血循環很差。
	3.串柳花精能量修復個案第六脈輪，修復中發現，淤塞多年的枕骨大孔是來自車禍撞擊，醫生沒檢查出來。
	4.杜鵑花精能量在處理第二脈輪時，清楚地感知對於母親的愧疚，連結到過往與母親的悲傷與自責。
	5.以氣行真時，從正營、百會、勞宮、偏歷等穴位，讓花精能量加入，讓整體效果更好。
	6.透過串柳花精能量的啟動，身體各部位肌肉鬆化、柔軟很多。
調整回饋	1.腰痠背痛有緩和下來，身體柔軟很多。
	2.眼睛痠澀問題已經緩減下來。
	3.從小與母親關係並不融洽，對於結婚、生子，母親有很多自己的意見。調整完後，感覺到跟母親是有濃厚的親情，心中已經知道該要化解心中的結。
	4.身體輕鬆很多、也稍稍可以往下蹲了。
功效	1.燃起生活動力、提升生命力量。
	2.圓融親情的缺憾，彌補欠缺的愛。
	3.正視自己也可以愛人，更愛自己。

花精實際運用的臨床個案　類別 1：人

編號：08	
年齡：78	☆使用花精：秋神、紫陽花
性別：女	★失衡脈輪：二、三、五、六、七

主述	1. 嚴重糖尿病多年。 2. 洗腎多年。 3. 心臟無力、冠狀動脈堵塞。 4. 高血壓多年。 5. 骨瘦如柴，便秘嚴重。
調整經過	1. 腎臟部分有很多細小的能量干擾，是多年前殺的螞蟻，全聚集起來干擾個案。秋神花精能量幫助第二、三脈輪修復，並且讓個案意識到：年輕時所做的，是現在所受的。 2. 使用紫陽花時，個案呈現擔憂孩子的狀態，旁邊並且有跟著幾十年的能量干擾，是年輕時拿掉的孩子。第二、七脈輪修復後，整個狀況就改變了。 3. 便秘問題，在使用秋神花精修復第一脈輪時，便有改善。 4. 胰臟、脾臟問題，冬神花精修補第三脈輪時，顯示與孩子間的關係並不好，並且常常有爭吵與謾罵。 5. 洗腎的不舒服，紫陽花花精從第六脈輪修復時，安撫了個案以前所做的：賣水果時，用黏昆蟲的黏紙，殺害很多蒼蠅果蟲。 6. 脊椎和骨盆嚴重變形、側彎、壓迫，在冬神花精的幫助下，得到紓解。
調整回饋	1. 拿掉的孩子能量干擾，個案確認確實有。並且在賣水果時，有用很多方法消除蒼蠅、果蟲、螞蟻等。 2. 與現在孩子之間的關係並不好，常常有爭吵，甚至激烈的對話、謾罵。 3. 心臟感到沒有壓力，舒服，呼吸也輕鬆很多。 4. 洗腎造成的血管硬化、疼痛，獲得緩解。 5. 感到精神好很多，有力氣，舒服。
功效	1. 愛的能量，讓彼此有機會療癒過往。 2. 對於無法彌補的錯誤，選擇面對與接受。 3. 緩和心中不滿的心念，為未來開啟希望。

HRIDAYA 能量療癒學院

學院介紹

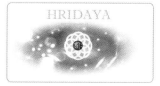

HRIDAYA 緣起

「HRIDAYA」來自於 Hrih 「種子」之意，及 Hrdaya「心」的意思，
也就是「種子之心」，意指所有宇宙萬物皆有「心」，
都源自於「初發心——種子」之意，也都來自能量。
透過回到初心及能量源頭，才能啟動真正的療癒。
在浩瀚宇宙中，一切所有物質起源於能量，
也在能量共振中有了萬事萬物。
如何在各種共振頻率中，去看見真實的能量現象，
是目前許多科學家竭盡所能努力去探究的。
在眾多醫學臨床上也漸漸證實了能量醫學，
對未來治療身心疾病是很重要的方向。
面對未來有著越來越多身、心、靈失衡的狀況，
已非目前醫學所能掌控及處理的情況看來，
「量子能量場」其共振頻率的科學臨床證實，
能量醫學將能為眾人解開更多無法治療的身心疾病的真正原因。
HRIDAYA 能量療癒學院所推動的「HRIDAYA 全頻花精療癒師」，
也是因應此現象所存在的。
你我都準備好了嗎？
在未來的大紀元中，去迎接屬於形而上的能量世界，
在此沒有分別，只有能量的交流，
重要的是我們將會因此回到生命本初、能量的源頭，
去看見內在的那道彩虹和宇宙之光。

課程介紹 *1*

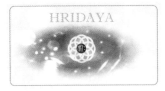

諮商師培訓課程

「全頻」意指涵蓋所有一切能量的源頭
是宇宙「光」與「愛」的最深連結　開啟自我心輪　共振全頻能量
啟動那來自最深層的「種子之心」　那是我們靈性的共同來處

課程內容：
· 全頻能量花精介紹
· 能量療癒的解說
· 開啟能量共振
· 全頻花精與諮商專業
· 全頻花精系統的靜心冥想

培訓資格：
· 對諮商有興趣及欲從事諮商師者

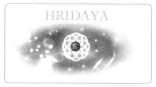

治療師培訓課程

「治療」　在遠古時代象徵　於天地間　順應能量流
去做個人及整體調整的重要方式　也是一種靈性的修行
更是一種自我的生活方式　如何感知　天心　地心　而讓自身和大宇宙相呼應
是需要對能量有所體悟　及整體宇宙生命有全然的了解

全頻能量花精治療師提供我們藉此管道　去開啟彼此塵封已久的心靈
讓人生找到正確的道路　朝向光與愛的神性殿堂

課程內容：
· 介紹全頻能量花精的能量流
· 全頻能量花精的運用與認識
· 治療師於花精臨床實務與技巧
· 全頻能量花精的宇宙全觀學說

培訓資格：
· 具備 HRIDAYA 全頻能量花精諮商師資格者

課程介紹 3

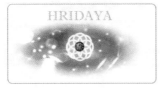

講師培訓課程

連結宇宙全頻能量花精「光」與「愛」的神聖能量源
開啟智慧聖境之鑰　你我意識最深層的　種子之心——HRIDAYA
回歸本初　找回自我　是靈性的最終依歸
在聖境的殿堂中
透過 HRIDAYA 全頻能量　我們終將返璞歸真　找到自性本源
HRIDAYA 全頻能量花精講師培訓課程　引領著肩負使命的你我
堅毅的走向心韻的彩虹之橋　踏上歸家之路

培訓資格：
· 具備 HRIDAYA 全頻能量花精治療師資格者

國家圖書館出版品預行編目 (CIP) 資料

全頻能量花精：HRIDAYA 赫利達亞頻能量花精，傳
遞來自宇宙的全頻共振訊息 / 唐菁著 . -- 初版 . -- 臺
北市：商周版：家庭傳媒城邦分公司發行 , 2016.11
　　面；　　公分 . -- (Open mind ; 51)
ISBN 978-986-477-134-9(平裝)

1. 芳香療法 2. 自然療法

418.995　　　　　　　　　　　　105019485

全頻能量花精全書

HRIDAYA 赫利達亞頻能量花精，傳遞來自宇宙的全頻共振訊息

作　　　　者	唐菁 Doma
企 劃 選 書	徐藍萍
責 任 編 輯	徐藍萍

版　　　權	翁靜如、吳亭儀
行 銷 業 務	莊晏青、王瑜
總 編 輯	徐藍萍
總 經 理	彭之琬
發 行 人	何飛鵬
法 律 顧 問	台英國際商務法律事務所羅明通律師
出　　　版	商周出版　台北市 104 民生東路二段 141 號 9 樓
	電話：(02) 25007008　傳真：(02)25007759
	E-mail：bwp.service@cite.com.tw　Blog：http://bwp25007008.pixnet.net/blog
發　　　行	英屬蓋曼群島商家庭傳媒股份有限公司城邦分公司
	台北市中山區民生東路二段 141 號 2 樓
	書虫客服務專線：02-25007718　02-25007719
	24 小時傳真服務：02-25001990　02-25001991
	服務時間：週一至週五 9:30-12:00　13:30-17:00
	劃撥帳號：19863813　戶名：書虫股份有限公司
	讀者服務信箱 E-mail：service@readingclub.com.tw
香港發行所	城邦（香港）出版集團有限公司　香港灣仔駱克道 193 號東超商業中心 1 樓
	E-mail：hkcite@biznetvigator.com　電話：(852)25086231 傳真：(852)25789337
馬新發行所	城邦（馬新）出版集團 Cite (M) Sdn Bhd
	41, Jalan Radin Anum, Bandar Baru Sri Petaling, 57000 Kuala Lumpur, Malaysia.
	Tel: (603) 90578822 Fax: (603) 90576622　Email: cite@cite.com.my

封 面 設 計	張燕儀
圖 片 提 供	HRIDAYA 能量療癒學院
印　　　刷	卡樂製版印刷事業有限公司
總 經 銷	聯合發行股份有限公司　新北市 231 新店區寶橋路 235 巷 6 弄 6 號 2 樓
	電話：(02) 2917-8022　傳真：(02) 2911-0053

■2016 年 11 月 24 日初版　　　城邦讀書花園　　Printed in Taiwan
定價 360 元　　　　　　　　　www.cite.com.tw

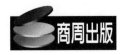商周出版

廣　告　回　函
北區郵政管理登記證
北臺字第000791號
郵資已付，免貼郵票

104　台北市民生東路二段141號2樓

英屬蓋曼群島商家庭傳媒股份有限公司城邦分公司　收

- -

請沿虛線對摺，謝謝！

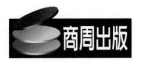商周出版

書號：BU7051　　　書名：全頻能量花精全書　　　編碼：

請於此處用膠水黏貼

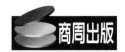 商周出版

讀 者 回 函 卡

謝謝您購買我們出版的書籍！請費心填寫此回函卡，我們將不定期寄上城邦集團最新的出版訊息。

姓名：＿＿＿＿＿＿＿＿＿＿＿＿＿＿＿＿＿＿＿＿＿＿

性別：□男　　□女

生日：西元 ＿＿＿＿＿＿＿ 年 ＿＿＿＿＿＿ 月 ＿＿＿＿＿ 日

地址：＿＿＿＿＿＿＿＿＿＿＿＿＿＿＿＿＿＿＿＿＿＿

聯絡電話：＿＿＿＿＿＿＿＿＿＿＿ 傳真：＿＿＿＿＿＿＿＿＿＿

E-mail：＿＿＿＿＿＿＿＿＿＿＿＿＿＿＿＿＿＿＿＿

職業：□1.學生 □2.軍公教 □3.服務 □4.金融 □5.製造 □6.資訊

　　　□7.傳播 □8.自由業 □9.農漁牧 □10.家管 □11.退休

　　　□12.其他 ＿＿＿＿＿＿＿＿＿＿＿＿＿＿＿

您從何種方式得知本書消息？

　　　□1.書店□2.網路□3.報紙□4.雜誌□5.廣播 □6.電視 □7.親友推薦

　　　□8.其他 ＿＿＿＿＿＿＿＿＿＿＿＿＿＿＿

您通常以何種方式購書？

　　　□1.書店□2.網路□3.傳真訂購□4.郵局劃撥 □5.其他 ＿＿＿＿＿＿

您喜歡閱讀哪些類別的書籍？

　　　□1.財經商業□2.自然科學 □3.歷史□4.法律□5.文學□6.休閒旅遊

　　　□7.小說□8.人物傳記□9.生活、勵志□10.其他 ＿＿＿＿＿＿

對我們的建議：＿＿＿＿＿＿＿＿＿＿＿＿＿＿＿＿＿＿

＿＿＿＿＿＿＿＿＿＿＿＿＿＿＿＿＿＿＿＿＿＿＿＿＿＿

＿＿＿＿＿＿＿＿＿＿＿＿＿＿＿＿＿＿＿＿＿＿＿＿＿＿

＿＿＿＿＿＿＿＿＿＿＿＿＿＿＿＿＿＿＿＿＿＿＿＿＿＿

請於此處用膠水黏貼